GUIDE NUTRITIONNEL

RESTER EN BONNE SANTE

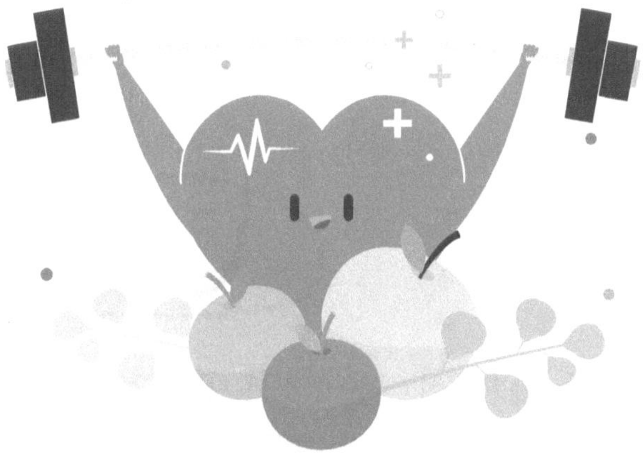

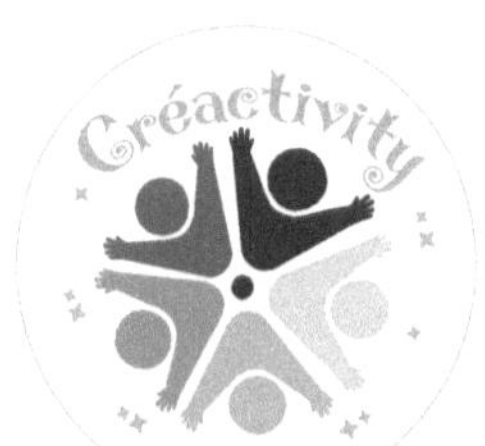

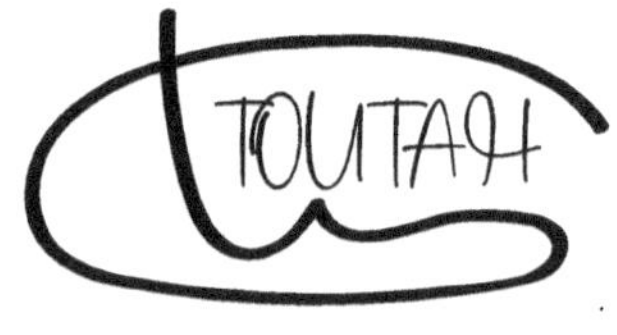

Code ISBN : 9798391757078
Marque éditoriale : Independently published

SOMMAIRE

INTRODUCTION

Le corps humain a besoin d'une combinaison de nutriments pour fonctionner de manière optimale. Les nutriments les plus importants comprennent :

Protéines: pour la croissance et la réparation des tissus

Glucides: pour fournir de l'énergie Graisses ou Lipides: pour fournir de l'énergie, ainsi que pour protéger les organes internes et fournir des

nutriments importants.

Vitamines: pour aider à la croissance, au métabolisme, à la réparation des tissus et à la production d'hormones

Minéraux: pour construire des os, contrôler les fonctions musculaires et nerveuses, et aider à la production de sang

Eau: pour hydrater le corps et transporter les nutriments

Fibres alimentaires: pour maintenir une digestion saine Cette liste n'est pas exhaustive et il existe de nombreux autres nutriments importants pour la santé.

Il est important de consommer une alimentation équilibrée qui inclut une variété de nutriments pour couvrir les besoins nutritionnels quotidiens.

Nutriments

Protéines: Les protéines sont des macronutriments qui sont essentiels pour la croissance et la réparation des tissus corporels, ainsi que pour le fonctionnement de nombreuses fonctions corporelles.

Les protéines sont composées d'acides aminés, qui sont les blocs de construction des protéines.

Il existe 20 acides aminés différents qui peuvent être combinés pour former des protéines.

Les aliments riches en protéines comprennent la viande, le poisson, la volaille, les produits laitiers, les noix et les graines.

Les besoins en protéines varient en fonction de l'âge, du sexe, de l'activité physique et de l'état de santé.

Il est important de consommer suffisamment de protéines pour couvrir les besoins nutritionnels quotidiens et maintenir une bonne santé.

Glucides: Les glucides sont l'une des trois principales classes de macronutriments (avec les protéines et les lipides) et fournissent au corps de l'énergie sous forme de glucose.

Les glucides sont composés de molécules de sucre simples, appelées monosaccharides, qui sont combinées pour former des polysaccharides plus complexes.Les aliments riches en glucides comprennent les céréales, les fruits, les légumes, les légumineuses, le pain et les pâtes. Les besoins en glucides varient en fonction de l'âge, du sexe, de l'activité physique et du métabolisme individuel. Il est important de consommer suffisamment de glucides pour couvrir les besoins nutritionnels quotidiens et maintenir une bonne santé.

Lipides: Les lipides sont l'une des trois principales classes de macronutriments (avec les protéines et les glucides) et sont essentiels pour la croissance et le développement du corps, la régulation hormonale et la production d'énergie.

Les lipides sont composés de molécules de graisse, appelées acides gras, qui peuvent être saturés ou insaturés.

Les aliments riches en lipides comprennent les huiles végétales, les noix, les graines, les avocats, le poisson gras et les viandes grasses. Les besoins en lipides varient en fonction de l'âge, du sexe, du poids, de l'activité physique et de l'état de santé.

Il est important de consommer suffisamment de lipides pour couvrir les besoins nutritionnels quotidiens et maintenir une bonne santé, mais il est également important de choisir des sources de lipides qui sont riches en acides gras insaturés plutôt qu'en acides gras saturés.

Vitamines: Les vitamines sont des nutriments essentiels qui sont nécessaires en petites quantités pour maintenir une bonne santé.

Il existe 13 vitamines différentes, qui sont classées en deux groupes:

les vitamines hydrosolubles (qui se dissolvent dans l'eau) et les vitamines liposolubles (qui se dissolvent dans les graisses).

Les vitamines hydrosolubles comprennent la vitamine C et les vitamines B (B1, B2, B3, B5, B6, B7, B9, B12).

Les vitamines liposolubles comprennent la vitamine A

la vitamine D, la vitamine E et la vitamine K.
Les aliments riches en vitamines comprennent les fruits,
les légumes, les produits laitiers, les viandes,
les poissons, les noix, les graines et les huiles végétales.
Les besoins en vitamines varient en fonction de l'âge,
du sexe, du poids, de l'activité physique et de l'état de
santé.
Il est important de consommer une variété
d'aliments pour obtenir suffisamment de vitamines et
maintenir une bonne santé.

La vitamine A est une vitamine liposoluble essentielle
pour la croissance et le développement, le maintien de
la vision, la fonction immunitaire et la santé de la peau.
Elle se présente sous deux formes principales:
la vitamine A préformée (rétinol) que l'on trouve dans
les aliments d'origine animale, et la provitamine A
(caroténoïdes) que l'on trouve dans les aliments
d'origine végétale.
La vitamine A préformée se trouve dans les aliments tels
que le foie, le poisson gras et les produits laitiers, tandis
que les caroténoïdes se trouvent dans les légumes verts,
les légumes orange et jaunes et les fruits. Une carence
en vitamine A peut causer une cécité nocturne, une
vision floue, une peau sèche et squameuse,
une immunité affaiblie et d'autres problèmes de santé.
Les besoins quotidiens en vitamine A varient en
fonction de l'âge, du sexe et de l'état de santé, mais la
quantité recommandée pour la plupart des adultes est
d'environ 700 à 900 microgrammes par jour pour les
hommes et les femmes. Les femmes enceintes ont des
besoins

plus élevés, d'environ 770 à 1300 microgrammes par jour. Cependant, la consommation excessive de vitamine A peut être toxique et causer des effets secondaires indésirables, il est donc important de respecter les apports journaliers recommandés.

La vitamine B1, également appelée thiamine, est une vitamine hydrosoluble qui joue un rôle important dans le métabolisme des glucides et dans la production d'énergie à partir des aliments que nous consommons. La vitamine B1 aide également à maintenir le système nerveux en bonne santé en aidant à produire des neurotransmetteurs qui régulent l'humeur et le bien-être mental. Elle est également importante pour le bon fonctionnement du muscle cardiaque.

La carence en vitamine B1 peut causer une maladie appelée le béribéri, qui peut se manifester par des symptômes tels que la faiblesse musculaire, la fatigue, l'irritabilité, les troubles du sommeil et les problèmes cardiaques.

Les aliments riches en vitamine B1 comprennent les céréales complètes, les noix, les légumes verts, les légumineuses et la viande . Les besoins quotidiens en vitamine B1 varient en fonction de l'âge, du sexe et de l'état de santé, mais la quantité recommandée pour la plupart des adultes est d'environ 1,1 à 1,2 milligrammes par jour.

La vitamine B2, également appelée riboflavine, est une vitamine hydrosoluble qui est importante pour le métabolisme des glucides, des graisses et des protéines. Elle joue également un rôle important dans la production d'énergie dans les cellules.

La vitamine B2 est nécessaire pour la santé des yeux, de la peau et des muqueuses. Elle est également importante pour la production de globules rouges, pour la croissance et la réparation des tissus, et pour maintenir un système immunitaire sain.

Les aliments riches en vitamine B2 comprennent les produits laitiers, les œufs, les légumes verts, les viandes, les noix et les graines. Les besoins quotidiens en vitamine B2 varient en fonction de l'âge, du sexe et de l'état de santé, mais la quantité recommandée pour la plupart des adultes est d'environ 1,3 milligramme par jour pour les hommes et 1,1 milligramme par jour pour les femmes. Les femmes enceintes et allaitantes ont des besoins légèrement plus élevés.

La vitamine B3, également appelée niacine, est une vitamine hydrosoluble qui est importante pour la production d'énergie à partir des aliments que nous consommons. Elle joue également un rôle important dans la santé de la peau, du système nerveux et du système digestif.

La vitamine B3 est nécessaire pour maintenir un taux de cholestérol sain, pour la production d'hormones stéroïdes, pour la régulation de la glycémie et pour le maintien de la santé des cellules.

Les aliments riches en vitamine B3 comprennent la viande, la volaille, le poisson, les noix, les légumes verts, les céréales complètes et les légumineuses. Les besoins quotidiens en vitamine B3 varient en fonction de l'âge, du sexe et de l'état de santé, mais la quantité recommandée pour la plupart des adultes est d'environ 16 milligrammes pour les hommes et 14 milligrammes pour les femmes. Les femmes enceintes et allaitantes ont des besoins légèrement plus élevés.

La vitamine B5, également connue sous le nom d'acide pantothénique, est une vitamine hydrosoluble qui joue un rôle important dans la production d'énergie à partir des aliments que nous consommons. Elle est également importante pour la santé des nerfs et de la peau.

La vitamine B5 est nécessaire pour la production de la coenzyme A, qui est un composé qui aide les cellules à produire de l'énergie à partir des aliments.

Elle est également importante pour la synthèse des acides gras, des stéroïdes et de l'hémoglobine.

Les aliments riches en vitamine B5 comprennent la viande, le poisson, les produits laitiers, les légumes verts, les champignons et les noix. Les besoins quotidiens en vitamine B5 varient en fonction de l'âge, du sexe et de l'état de santé, mais la quantité recommandée pour la plupart des adultes est d'environ 5 milligrammes par jour. Les femmes enceintes et allaitantes ont des besoins légèrement plus élevés.

La vitamine B6, également appelée pyridoxine, est une vitamine hydrosoluble qui joue un rôle important dans le métabolisme des protéines, des glucides et des graisses. Elle est également importante pour la synthèse des neurotransmetteurs, qui sont des substances chimiques que les cellules nerveuses utilisent pour communiquer entre elles.

La vitamine B6 est nécessaire pour la production de l'hémoglobine, qui est une protéine dans les globules rouges qui transporte l'oxygène dans le corps.

Elle est également importante pour le fonctionnement du système immunitaire et pour maintenir la santé du cerveau.

Les aliments riches en vitamine B6 comprennent la viande, la volaille, le poisson, les légumes verts, les bananes, les noix et les céréales complètes. Les besoins quotidiens en vitamine B6 varient en fonction de l'âge, du sexe et de l'état de santé, mais la quantité recommandée pour la plupart des adultes est d'environ 1,3 à 1,7 milligrammes par jour. Les femmes enceintes et allaitantes ont des besoins légèrement plus élevés.

La vitamine B7, également appelée biotine, est une vitamine hydrosoluble qui joue un rôle important dans le métabolisme des glucides, des lipides et des protéines. Elle est également importante pour la santé de la peau, des cheveux et des ongles.

La vitamine B7 est nécessaire pour la production d'énergie à partir des aliments que nous consommons.

Elle est également importante pour la synthèse des acides gras et pour maintenir la santé des tissus du corps, y compris la peau, les cheveux et les ongles. Les aliments riches en vitamine B7 comprennent les œufs, les abats, les noix, les légumes verts et les fruits. Les besoins quotidiens en vitamine B7 varient en fonction de l'âge, du sexe et de l'état de santé, mais la quantité recommandée pour la plupart des adultes est d'environ 30 microgrammes par jour. Les femmes enceintes et allaitantes ont des besoins légèrement plus élevés.

La vitamine B9, également connue sous le nom d'acide folique ou folate, est une vitamine hydrosoluble essentielle pour la croissance et le développement cellulaire. Elle est particulièrement importante pendant la grossesse pour le développement du système nerveux du fœtus.
La vitamine B9 joue un rôle important dans la production de l'ADN et de l'ARN, qui sont les matériaux génétiques des cellules. Elle est également importante pour la production de globules rouges, qui transportent l'oxygène dans le corps. Une carence en vitamine B9 peut causer des problèmes de développement chez les nourrissons et des problèmes de santé chez les adultes. Les aliments riches en vitamine B9 comprennent les légumes verts à feuilles, les légumes à racines, les fruits, les légumineuses, les céréales et les viandes. Les besoins quotidiens en vitamine B9 varient en fonction de l'âge, du sexe et de l'état de santé, mais la quantité recommandée

pour la plupart des adultes est d'environ 400 microgrammes par jour. Les femmes enceintes ont des besoins plus élevés, d'environ 600 à 800 microgrammes par jour.

La vitamine B12 est une vitamine hydrosoluble importante pour la formation des globules rouges, le maintien du système nerveux central et le métabolisme des acides aminés et des acides gras. Elle est également essentielle pour la synthèse de l'ADN.
La vitamine B12 se trouve principalement dans les aliments d'origine animale, comme la viande, le poison, les fruits de mer, les œufs et les produits laitiers. Les végétaliens et les végétariens peuvent avoir des difficultés à obtenir suffisamment de vitamine B12 dans leur alimentation et peuvent avoir besoin de prendre des suppléments.
Une carence en vitamine B12 peut causer une anémie, des problèmes neurologiques et d'autres problèmes de santé. Les besoins quotidiens en vitamine B12 varient en fonction de l'âge, du sexe et de l'état de santé, mais la quantité recommandée pour la plupart des adultes est d'environ 2,4 microgrammes par jour. Les personnes âgées, les femmes enceintes et allaitantes et les personnes ayant des problèmes d'absorption de la vitamine B12 peuvent avoir besoin de doses plus élevées.

La vitamine C, également appelée acide ascorbique, est une vitamine hydrosoluble que l'on trouve dans de nombreux fruits et légumes, tels que les agrumes, les fraises, les kiwis, les poivrons et le chou frisé.

La vitamine C est un antioxydant puissant qui aide à protéger les cellules contre les dommages causés par les radicaux libres. Elle joue également un rôle important dans la production de collagène, qui est une protéine essentielle pour la santé de la peau, des os et des tissus conjonctifs.

La vitamine C est également importante pour le système immunitaire, car elle peut aider à stimuler la production de globules blancs et d'anticorps, qui aident à combattre les infections. Elle peut également améliorer l'absorption du fer dans l'organisme, ce qui est important pour la production de globules rouges et la prévention de l'anémie.

Les besoins en vitamine C varient en fonction de l'âge, du sexe, de l'état de santé et de l'activité physique, mais la quantité quotidienne recommandée pour la plupart des adultes est d'environ 75 à 90 milligrammes. Les aliments riches en vitamine C peuvent fournir des quantités adéquates de cette vitamine, mais dans certains cas, des suppléments peuvent être nécessaires pour atteindre les niveaux recommandés

La vitamine D est une vitamine liposoluble importante pour la santé des os et des dents, ainsi que pour la régulation de l'absorption du calcium dans l'intestin. Elle joue également un rôle dans la régulation de la fonction immunitaire, la réduction de l'inflammation et la prévention de certaines maladies chroniques.

La vitamine D peut être produite par le corps lorsqu'il est exposé à la lumière du soleil, et elle se trouve également dans certains aliments, tels que les poissons gras (saumon, hareng, maquereau), le foie de morue, le jaune d'œuf et les produits laitiers enrichis.

Les besoins en vitamine D varient en fonction de l'âge, du sexe et de l'état de santé. Les nourrissons et les jeunes enfants ont des besoins plus élevés que les adultes, et les personnes âgées ont également un risque plus élevé de carence en vitamine D en raison de leur capacité réduite à produire la vitamine à partir de l'exposition au soleil. Les recommandations varient selon les pays, mais en général, la quantité recommandée pour la plupart des adultes est d'environ 600 à 800 UI (unités internationales) par jour.

Une carence en vitamine D peut causer des problèmes de santé tels que le rachitisme chez les enfants et l'ostéomalacie chez les adultes, qui sont des conditions caractérisées par une faiblesse et des douleurs osseuses. Une carence en vitamine D peut également augmenter le risque de maladies chroniques telles que l'ostéoporose, le diabète, les maladies cardiaques et certains types de cancer.

La vitamine E est une vitamine liposoluble qui agit comme antioxydant dans l'organisme. Elle protège les cellules contre les dommages causés par les radicaux libres, qui sont des molécules instables produites lors du métabolisme normal du corps ainsi que par l'exposition à des facteurs de stress environnementaux tels que la pollution, les rayonnements UV et les produits chimiques.

La vitamine E se trouve dans de nombreux aliments, tels que les noix, les graines, les légumes-feuilles, les huiles végétales et les produits céréaliers enrichis. Les besoins en vitamine E varient en fonction de l'âge, du sexe et de l'état de santé, mais en général, l'apport quotidien recommandé est de 15 milligrammes pour les adultes. La vitamine E est importante pour la santé de la peau, des yeux et du système immunitaire. Elle peut également aider à prévenir ou à ralentir la progression de certaines maladies chroniques telles que les maladies cardiaques, le cancer et la maladie d'Alzheimer. Cependant, des études ont produit des résultats contradictoires sur l'efficacité de la vitamine E dans la prévention de ces maladies, et des doses élevées de suppléments de vitamine E peuvent avoir des effets secondaires indésirables. Par conséquent, il est recommandé d'obtenir la vitamine E à partir d'une alimentation équilibrée plutôt que de prendre des suppléments.

La vitamine E est une vitamine liposoluble qui agit comme antioxydant dans l'organisme. Elle protège les cellules contre les dommages causés par les radicaux libres, qui sont des molécules instables produites lors du métabolisme normal du corps ainsi que par l'exposition à des facteurs de stress environnementaux tels que la pollution, les rayonnements UV et les produits chimiques.

La vitamine E se trouve dans de nombreux aliments, tels que les noix, les graines, les légumes-feuilles, les huiles végétales et les produits céréaliers enrichis. Les besoins en vitamine E varient en fonction de l'âge, du sexe et de l'état de santé, mais en général, l'apport quotidien recommandé est de 15 milligrammes pour les adultes. La vitamine E est importante pour la santé de la peau, des yeux et du système immunitaire. Elle peut également aider à prévenir ou à ralentir la progression de certaines maladies chroniques telles que les maladies cardiaques, le cancer et la maladie d'Alzheimer. Cependant, des études ont produit des résultats contradictoires sur l'efficacité de la vitamine E dans la prévention de ces maladies, et des doses élevées de suppléments de vitamine E peuvent avoir des effets secondaires indésirables. Par conséquent, il est recommandé d'obtenir la vitamine E à partir d'une alimentation équilibrée plutôt que de prendre des suppléments.

Les minéraux sont des éléments inorganiques essentiels au fonctionnement de l'organisme.

Ils sont nécessaires à de nombreuses fonctions corporelles, telles que la croissance et le développement, la régulation des fluides corporels, la transmission nerveuse, la formation des os et des dents, la contraction musculaire et la production d'énergie.

Il existe de nombreux minéraux importants pour la santé humaine, notamment le calcium, le fer, le magnésium, le potassium, le sodium, le zinc, le cuivre, le sélénium, l'iode et le manganèse. Chaque minéral a des fonctions et des besoins spécifiques dans le corps, et des carences ou des excès peuvent causer des problèmes de santé.

Les minéraux se trouvent naturellement dans de nombreux aliments, tels que les fruits, les légumes, les viandes, les poissons, les produits laitiers et les céréales complètes. Les besoins en minéraux varient en fonction de l'âge, du sexe, de la taille, du poids et de l'activité physique, ainsi que de l'état de santé individuel. Les carences en minéraux peuvent causer une variété de problèmes de santé, notamment l'anémie, l'ostéoporose, les maladies cardiaques et l'hypertension artérielle. Les excès de minéraux peuvent également être dangereux, en particulier pour les minéraux tels que le fer et le zinc. Par conséquent, il est important de consommer une alimentation équilibrée pour obtenir les quantités adéquates de minéraux.

Le calcium est un minéral essentiel pour la croissance et le développement des os et des dents.

Il joue également un rôle important dans de nombreuses fonctions corporelles, notamment la contraction musculaire, la transmission nerveuse et la coagulation sanguine.

Le calcium se trouve dans de nombreux aliments, tels que les produits laitiers (lait, fromage, yaourt), les légumes verts à feuilles (épinards, brocoli, chou frisé), les fruits secs (amandes, figues) et les poissons en conserve (saumon avec les os). Les besoins en calcium varient en fonction de l'âge et du sexe, avec des recommandations plus élevées pour les enfants, les adolescents, les femmes enceintes et allaitantes, ainsi que pour les personnes plus âgées.

Les carences en calcium peuvent entraîner une diminution de la densité osseuse, ce qui peut augmenter le risque de fractures et d'ostéoporose.

Les excès de calcium peuvent également être dangereux, en particulier pour les personnes atteintes de calculs rénaux ou d'autres problèmes de santé.

Le fer est un minéral essentiel pour le corps humain, car il est nécessaire à la production d'hémoglobine, une protéine dans les globules rouges qui transporte l'oxygène dans tout le corps. Le fer est également impliqué dans de nombreuses autres fonctions corporelles, telles que la production d'énergie, la synthèse de l'ADN et le maintien d'un système immunitaire sain.

On trouve du fer dans de nombreux aliments, tels que les viandes rouges, les volailles, les fruits de mer, les légumineuses, les légumes verts à feuilles, les noix et les céréales enrichies en fer. Les besoins en fer varient en fonction de l'âge et du sexe, avec des recommandations plus élevées pour les femmes en âge de procréer et les femmes enceintes en raison de la perte de sang menstruel et de la croissance du fœtus.

Les carences en fer peuvent entraîner une anémie ferriprive, qui se caractérise par une fatigue, une faiblesse, des vertiges, des maux de tête et des palpitations cardiaques. Les excès de fer peuvent également être dangereux, car le fer en excès peut s'accumuler dans les tissus du corps et causer des dommages aux organes.

Le magnésium est un minéral important pour de nombreuses fonctions corporelles, notamment la régulation du rythme cardiaque, la fonction nerveuse, la construction osseuse et la synthèse des protéines.

Il est également impliqué dans le métabolisme énergétique, le maintien de la santé musculaire et la régulation de la pression artérielle.

On peut trouver du magnésium dans de nombreux aliments, notamment les légumes verts à feuilles, les noix et les graines, les céréales complètes, le poisson, la viande et les produits laitiers. Les besoins en magnésium varient selon l'âge, le sexe et d'autres facteurs tels que la grossesse et l'allaitement.

Les carences en magnésium peuvent se manifester par des symptômes tels que la fatigue, la faiblesse musculaire, les spasmes, les crampes, les changements de personnalité et les problèmes cardiaques.

Des taux élevés de magnésium dans le corps sont rares, mais peuvent survenir chez les personnes atteintes d'une maladie rénale ou prenant des suppléments de magnésium. Comme pour tout complément alimentaire.

Le potassium est un minéral important pour de nombreuses fonctions corporelles, notamment la régulation de la pression artérielle, le maintien de la santé cardiaque, la fonction nerveuse et musculaire, la régulation de l'équilibre hydrique et acido-basique et la construction osseuse.

On peut trouver du potassium dans de nombreux aliments, notamment les fruits, les légumes, les légumineuses, les produits laitiers et les viandes. Les besoins en potassium varient selon l'âge, le sexe et d'autres facteurs tels que l'activité physique et les problèmes de santé.

Les carences en potassium sont rares, mais peuvent se produire chez les personnes atteintes de maladies telles que l'insuffisance rénale, celles qui prennent certains médicaments ou celles qui ont des troubles alimentaires. Les symptômes de carence en potassium peuvent inclure la fatigue, la faiblesse musculaire, les crampes, les problèmes cardiaques et l'hypertension artérielle.

Il est important de maintenir un apport équilibré en potassium en incluant une variété d'aliments riches en potassium dans son alimentation quotidienne.

Le sodium est un minéral important pour le corps, mais en excès, il peut être nocif pour la santé. Il joue un rôle important dans la régulation de la pression artérielle et de l'équilibre hydrique, la transmission des impulsions nerveuses et la contraction musculaire. Cependant, une consommation excessive de sodium peut augmenter le risque de maladies cardiovasculaires, d'hypertension artérielle, de maladies rénales et d'autres problèmes de santé. La consommation excessive de sodium est courante dans de nombreux régimes alimentaires modernes, car de nombreux aliments transformés et les fast-foods contiennent des quantités élevées de sodium ajouté.

Pour réduire l'apport en sodium, il est recommandé de manger des aliments frais et non transformés,
de cuisiner à la maison autant que possible, d'éviter les aliments transformés et les fast-foods, et de lire les étiquettes des aliments pour repérer les quantités élevées de sodium.

Il est important de noter que le sodium est essentiel pour la santé, mais que la plupart des gens en consomment déjà suffisamment dans leur alimentation quotidienne sans avoir besoin de suppléments.

Le zinc est un minéral essentiel pour le corps humain. Il est impliqué dans de nombreux processus physiologiques, notamment la croissance et le développement, la fonction immunitaire, la cicatrisation des plaies et la synthèse de l'ADN et des protéines.

Le zinc se trouve naturellement dans une variété d'aliments, notamment les viandes, les fruits de mer, les noix et les graines, les légumineuses, les produits laitiers et certains légumes. La carence en zinc est rare dans les pays développés, mais peut survenir chez les personnes souffrant de certaines maladies chroniques, les personnes atteintes de malabsorption ou les végétariens stricts.

Trop de zinc peut également être nocif pour la santé. Les symptômes d'une consommation excessive de zinc peuvent inclure des nausées, des vomissements, des douleurs abdominales, de la diarrhée et des maux de tête.

Il est important de noter que les besoins en zinc peuvent varier en fonction de l'âge, du sexe, de la grossesse et de l'allaitement, de l'état de santé et de l'apport alimentaire.

Le cuivre est un oligo-élément essentiel pour le corps humain. Il est impliqué dans de nombreux processus physiologiques, notamment la formation des globules rouges, la croissance et le développement, la fonction immunitaire et la formation des os et des tissus conjonctifs.

Le cuivre se trouve naturellement dans une variété d'aliments, notamment les fruits de mer, les noix et les graines, les légumineuses, les abats, le foie, le chocolat noir et certains légumes. La carence en cuivre est rare, mais peut survenir chez les personnes souffrant de certaines maladies chroniques, les personnes atteintes de malabsorption ou les personnes suivant un régime très restrictif.

Trop de cuivre peut également être nocif pour la santé. Les symptômes d'une consommation excessive de cuivre peuvent inclure des nausées, des vomissements, des douleurs abdominales, de la diarrhée et des maux de tête.

Il est important de noter que les besoins en cuivre peuvent varier en fonction de l'âge, du sexe, de la grossesse et de l'allaitement, de l'état de santé et de l'apport alimentaire.

Le sélénium est un oligo-élément essentiel pour le corps humain, qui est nécessaire en petites quantités pour de nombreuses fonctions physiologiques. Il agit comme un antioxydant, protégeant les cellules des dommages causés par les radicaux libres.

Il est également important pour la fonction thyroïdienne, la santé immunitaire et la reproduction. Le sélénium se trouve dans une variété d'aliments, notamment les noix du Brésil, les poissons, les fruits de mer, les viandes, les œufs, les céréales complètes et les légumes. Cependant, les taux de sélénium varient selon la région géographique, ce qui peut entraîner des carences ou des excès de sélénium selon les populations.

Les carences en sélénium sont relativement rares, mais peuvent survenir chez les personnes souffrant de maladies digestives, de malabsorption ou qui suivent un régime très restrictif. Les symptômes d'une carence en sélénium peuvent inclure une faiblesse musculaire, une fatigue, une altération de la fonction thyroïdienne, une augmentation du risque de cancer et une diminution de la fertilité.

Cependant, une consommation excessive de sélénium peut également être nocive pour la santé et peut causer des symptômes tels que des nausées, des vomissements, des troubles gastro-intestinaux, des douleurs abdominales, des changements d'humeur et des troubles neurologiques.

Il est important de noter que les besoins en sélénium varient en fonction de l'âge, du sexe, de la grossesse et de l'allaitement, de l'état de santé et de l'apport alimentaire.

L'iode est un minéral essentiel pour le corps humain, nécessaire pour la production d'hormones thyroïdiennes qui régulent le métabolisme et la croissance. Les aliments riches en iode comprennent les fruits de mer, les algues, le sel iodé et les produits laitiers. Une carence en iode peut entraîner un dysfonctionnement de la thyroïde et des problèmes de santé tels que le goitre et le crétinisme.

Le manganèse joue un rôle important dans le métabolisme des macronutriments, la formation des os et la régulation des processus oxydatifs. Les aliments riches en manganèse comprennent les noix, les légumineuses, les grains entiers, les légumes-feuilles et les fruits.
Une carence en manganèse est rare, mais peut causer des problèmes de croissance, des troubles de la reproduction et des troubles neurologiques.
Le manganèse est un oligo-élément essentiel pour le corps humain, qui joue un rôle important dans le métabolisme des macronutriments, la formation des os et la régulation des processus oxydatifs. Les aliments riches en manganèse comprennent les noix, les légumineuses, les grains entiers, les légumes-feuilles et les fruits.
Une carence en manganèse est rare, mais peut causer des problèmes de croissance, des troubles de la reproduction et des troubles neurologiques.

Les antioxydants sont des composés naturels qui protègent les cellules du corps contre les dommages causés par les radicaux libres, qui sont des molécules instables produites par des processus métaboliques et des facteurs environnementaux tels que la pollution et le tabagisme. Les antioxydants sont présents dans de nombreux aliments, en particulier les fruits et légumes colorés, les noix, les graines et les légumineuses. Certains exemples d'antioxydants comprennent les vitamines C et E, le bêta-carotène, la lutéine et la zéaxanthine. Les antioxydants sont importants pour maintenir la santé et prévenir les maladies chroniques liées à l'oxydation cellulaire, comme les maladies cardiaques, le cancer et la maladie d'Alzheimer.

L'eau est une substance chimique incolore, inodore et sans saveur qui est essentielle à la vie. Elle est composée d'hydrogène et d'oxygène (H2O) et est la principale composante des fluides corporels humains tels que le sang, la lymphe et le liquide céphalo-rachidien.
L'eau est nécessaire pour de nombreuses fonctions corporelles, notamment la digestion, l'absorption des nutriments, l'élimination des déchets, la régulation de la température corporelle et le maintien de l'hydratation. Les besoins en eau varient en fonction de l'âge, du sexe, du niveau d'activité physique et d'autres facteurs individuels. Les sources courantes d'eau comprennent l'eau potable, les aliments hydratants comme les fruits et les légumes, ainsi que les autres boissons comme le thé, le café et les boissons non alcoolisées.

Les fibres alimentaires sont des composés que l'on trouve dans les plantes et que le corps humain ne peut pas digérer. Elles sont importantes pour la santé digestive et peuvent aider à réguler les niveaux de sucre dans le sang et de cholestérol, ainsi que contribuer à la sensation de satiété. Les aliments riches en fibres comprennent les fruits, les légumes, les légumineuses et les céréales complètes.

Legumes

Ail

L'ail est un aliment faible en calories mais riche en nutriments.

Une portion de 100 grammes d'ail cru contient environ :

Calories : 149
Eau : 58%
Protéines : 6,4 g
Glucides : 33,1 g
Fibres : 2,1 g
Sucres : 1 g
Matières grasses : 0,5 g
Acides gras saturés : 0,1 g
Acides gras monoinsaturés : 0,0 g
Acides gras polyinsaturés : 0,2 g
Cholestérol : 0 mg
Sodium : 17 mg
Potassium : 401 mg
Calcium : 181 mg
Fer : 1,7 mg
Magnésium : 25 mg
Phosphore : 153 mg
Vitamine C : 31,2 mg
Vitamine B6 : 1,2 mg

L'ail est également riche en composés sulfurés, qui ont des propriétés antioxydantes et anti-inflammatoires. Ces composés peuvent également aider à réduire le risque de maladies cardiovasculaires et de certains cancers.

Les avantages pour la santé de l'ail ont été étudiés dans de nombreux essais cliniques et certains résultats ont montré que l'ail peut aider à réduire la pression artérielle, à améliorer la circulation sanguine et à renforcer le système immunitaire.

Artichaut

L'artichaut est un légume populaire dans de nombreuses cultures, avec une saveur unique et de nombreux bienfaits pour la santé.

Voici les informations nutritionnelles pour une portion de 100 grammes d'artichaut cuit :
Calories : 47
Eau : 84%
Protéines : 3,3 g
Glucides : 10,5 g
Fibres : 5,4 g
Sucres : 0,9 g
Matières grasses : 0,2 g
Acides gras saturés : 0,0 g
Acides gras monoinsaturés : 0,0 g
Acides gras polyinsaturés : 0,1 g
Cholestérol : 0 mg
Sodium : 94 mg
Potassium : 370 mg
Calcium : 44 mg
Fer : 1,2 mg
Magnésium : 60 mg
Phosphore : 89 mg
Vitamine C : 11,7 mg
Vitamine B6 : 0,1 mg
Vitamine B9 (Folates) : 89 µg

L'artichaut est également une excellente source de composés antioxydants, qui peuvent aider à protéger les cellules contre les dommages causés par les radicaux libres.

En plus de cela, l'artichaut peut également aider à stimuler la digestion, à réduire le taux de cholestérol sanguin et à favoriser la santé du foie.

Les feuilles d'artichaut contiennent également des composés bénéfiques appelés cynarine et chlorogénique, qui peuvent aider à soutenir la santé du foie et à stimuler la production de bile.

Asperge

L'asperge est un légume très nutritif
et faible en calories, riche en vitamines,
minéraux et fibres alimentaires.

Voici les informations nutritionnelles pour une portion
de 100 grammes d'asperges cuites :

Calories : 20
Eau : 93%
Protéines : 2,2 g
Glucides : 3,9 g
Fibres : 2,1 g
Sucres : 1,9 g
Matières grasses : 0,2 g
Acides gras saturés : 0,0 g
Acides gras monoinsaturés : 0,0 g
Acides gras polyinsaturés : 0,1 g
Cholestérol : 0 mg
Sodium : 2 mg
Potassium : 202 mg
Calcium : 24 mg
Fer : 1,1 mg
Magnésium : 14 mg
Phosphore : 52 mg
Vitamine C : 5,6 mg
Vitamine B6 : 0,1 mg
Folates : 52 µg

L'asperge est également une bonne source de composés antioxydants, tels que la vitamine C, la vitamine E et le bêta-carotène.

Ces antioxydants peuvent aider à protéger les cellules contre les dommages causés par les radicaux libres et à prévenir certaines maladies chroniques. De plus, les asperges sont riches en fibres alimentaires, qui peuvent aider à maintenir une digestion saine et à favoriser un sentiment de satiété. Les asperges peuvent également aider à réduire le risque de maladies cardiovasculaires, de diabète et de certains cancers.

Aubergine

L'aubergine est un légume polyvalent et savoureux, qui est riche en nutriments et faible en calories.

Voici les informations nutritionnelles pour une portion de 100 grammes d'aubergine cuite :

Calories : 25
Eau : 92%
Protéines : 1 g
Glucides : 6 g
Fibres : 3 g
Sucres : 3,5 g
Matières grasses : 0,2 g
Acides gras saturés : 0 g
Acides gras monoinsaturés : 0 g
Acides gras polyinsaturés : 0,1 g
Cholestérol : 0 mg
Sodium : 2 mg
Potassium : 229 mg
Calcium : 9 mg
Fer : 0,2 mg
Magnésium : 14 mg
Phosphore : 24 mg
Vitamine C : 2,2 mg
Vitamine B6 : 0,1 mg
Folates : 22 µg

L'aubergine est également riche en composés antioxydants, tels que les anthocyanes, qui peuvent aider à protéger les cellules contre les dommages causés par les radicaux libres et à prévenir certaines maladies chroniques.

Les fibres alimentaires présentes dans l'aubergine peuvent aider à maintenir une digestion saine et à favoriser un sentiment de satiété, ce qui peut être bénéfique pour la perte de poids.

L'aubergine peut également aider à réguler la glycémie, à réduire le risque de maladies cardiovasculaires et à améliorer la santé du cerveau.

Avocat

L'avocat est riche en graisses saines pour le cœur, en fibres, en vitamines et en minéraux.

Voici les informations nutritionnelles pour une portion de 100 grammes d'avocat :

Calories : 160
Eau : 73%
Protéines : 2 g
Glucides : 8,5 g
Fibres : 6,7 g
Sucres : 0,7 g
Matières grasses : 14,7 g
Acides gras saturés : 2,1 g
Acides gras monoinsaturés : 9,8 g
Acides gras polyinsaturés : 1,8 g
Cholestérol : 0 mg
Sodium : 7 mg
Potassium : 485 mg
Calcium : 12 mg
Fer : 0,6 mg
Magnésium : 29 mg
Phosphore : 52 mg
Vitamine C : 10 mg
Vitamine B6 : 0,3 mg
Folates : 81 µg
Vitamine E : 2,7 mg
Vitamine K : 21 µg

L'avocat est également une excellente source de graisses monoinsaturées, qui peuvent aider à réduire
le cholestérol sanguin et à améliorer la santé du cœur.
Les fibres alimentaires présentes dans l'avocat peuvent aider à maintenir une digestion saine et à favoriser un sentiment de satiété.
De plus, l'avocat est riche en vitamines et minéraux, tels que la vitamine C, la vitamine B6, le potassium et le magnésium, qui sont essentiels pour une santé optimale.
Les antioxydants présents dans l'avocat peuvent aider à protéger les cellules contre les dommages causés par les radicaux libres et à prévenir certaines maladies chroniques.

Betterave

La betterave est un légume-racine
nutritif et riche en antioxydants.

Voici les informations nutritionnelles pour une portion
de 100 grammes de betterave cuite :
Calories : 43
Eau : 87%
Protéines : 1,6 g
Glucides : 9,6 g
Fibres : 2,8 g
Sucres : 6,8 g
Matières grasses : 0,2 g
Acides gras saturés : 0 g
Acides gras monoinsaturés : 0 g
Acides gras polyinsaturés : 0,1 g
Cholestérol : 0 mg
Sodium : 78 mg
Potassium : 325 mg
Calcium : 16 mg
Fer : 0,8 mg
Magnésium : 23 mg
Phosphore : 40 mg
Vitamine C : 4,9 mg
Vitamine B6 : 0,1 mg
Folates : 109 µg

La betterave contient également des composés
phytochimiques bénéfiques, tels que les bétalaïnes et les
flavonoïdes, qui sont des antioxydants puissants.
Ces composés peuvent aider à réduire le stress oxydatif
dans le corps et à prévenir les maladies chroniques.
Les fibres alimentaires présentes dans la betterave peuvent
aider à maintenir une digestion saine et à favoriser
un sentiment de satiété.
La betterave peut également aider à réguler la pression
artérielle, à améliorer la santé cardiovasculaire et à stimuler
l'activité cérébrale grâce à sa teneur en nitrates.

Brocoli

Le brocoli est un légume crucifère nutritif et riche en antioxydants.

Voici les informations nutritionnelles pour une portion de 100 grammes de brocoli cuit :

Calories : 35
Eau : 89%
Protéines : 2,8 g
Glucides : 6,6 g
Fibres : 2,6 g
Sucres : 1,7 g
Matières grasses : 0,4 g
Acides gras saturés : 0,1 g
Acides gras monoinsaturés : 0,1 g
Acides gras polyinsaturés : 0,2 g
Cholestérol : 0 mg
Sodium : 33 mg
Potassium : 316 mg
Calcium : 47 mg
Fer : 0,7 mg
Magnésium : 21 mg
Phosphore : 66 mg
Vitamine C : 44,3 mg
Vitamine B6 : 0,2 mg
Folates : 63 µg

Le brocoli est également une source importante
de composés phytochimiques bénéfiques, tels que les
sulforaphanes et les indoles, qui ont des propriétés
antioxydantes et anti-inflammatoires.
Ces composés peuvent aider à prévenir les maladies
chroniques, telles que les maladies cardiaques et certains
types de cancer.
Les fibres alimentaires présentes dans le brocoli peuvent
aider à maintenir une digestion saine et à favoriser
un sentiment de satiété.
Le brocoli est également riche en vitamine C,
un antioxydant important pour le système immunitaire,
et en vitamine K, qui est importante pour la santé des os.

Carotte

La carotte est un légume racine riche en nutriments, notamment en bêta-carotène, une provitamine A.

Voici les informations nutritionnelles pour une portion de 100 grammes de carotte crue :

Calories : 41
Eau : 88%
Protéines : 0,9 g
Glucides : 9,6 g
Fibres : 2,8 g
Sucres : 4,7 g
Matières grasses : 0,2 g
Acides gras saturés : 0 g
Acides gras monoinsaturés : 0 g
Acides gras polyinsaturés : 0,1 g
Cholestérol : 0 mg
Sodium : 69 mg
Potassium : 320 mg
Calcium : 33 mg
Fer : 0,3 mg
Magnésium : 12 mg
Phosphore : 35 mg
Vitamine C : 7,6 mg
Vitamine B6 : 0,1 mg
Folates : 19 µg
Vitamine A : 835 µg
Vitamine K : 13,2 µg

La carotte est également une source de composés phytochimiques bénéfiques, tels que les caroténoïdes, qui peuvent aider à réduire le risque de maladies chroniques, comme les maladies cardiaques et certains types de cancer.

Les fibres alimentaires présentes dans la carotte peuvent aider à maintenir une digestion saine et à favoriser un sentiment de satiété.

La carotte est également riche en vitamine A, qui est importante pour la santé des yeux et de la peau, ainsi qu'en vitamine K, qui est importante pour la santé des os.

Céleri

Le céleri est un légume faible en calories et riche en nutriments, notamment en vitamines K et C, en potassium et en fibres.

Voici les informations nutritionnelles pour une portion de 100 grammes de céleri cru :

Calories : 16
Eau : 95%
Protéines : 0,7 g
Glucides : 3 g
Fibres : 1,6 g
Sucres : 1,4 g
Matières grasses : 0,2 g
Acides gras saturés : 0 g
Acides gras monoinsaturés : 0 g
Acides gras polyinsaturés : 0,1 g
Cholestérol : 0 mg
Sodium : 80 mg
Potassium : 260 mg
Calcium : 40 mg
Fer : 0,2 mg
Magnésium : 11 mg
Phosphore : 24 mg
Vitamine C : 3,1 mg
Vitamine B6 : 0,1 mg
Folates : 36 µg
Vitamine K : 29,3 µg

Le céleri est également riche en antioxydants, tels que les flavonoïdes et les phénols, qui peuvent aider à réduire le risque de maladies chroniques, telles que les maladies cardiaques et certains types de cancer.
Les fibres alimentaires présentes dans le céleri peuvent aider à maintenir une digestion saine et à favoriser un sentiment de satiété.
Le céleri est également une source importante de vitamine K, qui est importante pour la coagulation sanguine et la santé des os.

Champignon

Les champignons sont des légumes nutritifs et peu caloriques, riches en vitamines B, en minéraux et en fibres

Voici les informations nutritionnelles pour une portion de 100 grammes de champignons crus :

Calories : 22

Eau : 92%

Protéines : 3,1 g

Glucides : 3,3 g

Fibres : 1 g

Sucres : 2,1 g

Matières grasses : 0,3 g

Acides gras saturés : 0 g

Acides gras monoinsaturés : 0,1 g

Acides gras polyinsaturés : 0,1 g

Cholestérol : 0 mg

Sodium : 5 mg

Potassium : 318 mg

Calcium : 3 mg

Fer : 0,5 mg

Magnésium : 9 mg

Phosphore : 86 mg

Vitamine C : 2,1 mg

Vitamine B1 : 0,1 mg

Vitamine B2 : 0,4 mg

Vitamine B3 : 3,7 mg

Vitamine B5 : 1,5 mg

Vitamine B6 : 0,1 mg

Folates : 22 µg

Les champignons contiennent également des composés bioactifs tels que les bêta-glucanes, qui peuvent aider à renforcer le système immunitaire et à réduire le risque de maladies chroniques, tels que les maladies cardiaques et certains types de cancer.

Les fibres alimentaires présentes dans les champignons peuvent aider à maintenir une digestion saine
et à favoriser un sentiment de satiété.

Les champignons sont également une source
importante de vitamines du complexe B, qui sont
importantes pour la santé du système nerveux et
la production d'énergie.

Chou

Le chou est un légume crucifère qui est une excellente source de nutriments essentiels.

Voici les principales valeurs nutritionnelles pour une portion de 100 grammes de chou cru :

Calories : 25
Glucides : 5,8 g
Fibres : 2,5 g
Protéines : 1,3 g
Graisses : 0,2 g
Vitamine C : 36,6 mg
Vitamine K : 76 µg
Vitamine B6 : 0,2 mg
Calcium : 42 mg
Fer : 0,5 mg
Potassium : 170 mg

Le chou est également riche en antioxydants et en composés phytochimiques qui ont des propriétés anti-inflammatoires et antioxydantes bénéfiques pour la santé.

Consommer du chou peut aider à réduire le risque de maladies chroniques telles que les maladies cardiaques, le diabète et certains types de cancer.

Chou-fleur

Le chou-fleur est également un légume crucifère qui est une excellente source de nutriments essentiels.

Voici les valeurs nutritionnelles pour une portion de 100 grammes de chou-fleur cru:

Calories : 25
Glucides : 5 g
Fibres : 2 g
Protéines : 2 g
Graisses : 0,3 g
Vitamine C : 48,2 mg
Vitamine K : 15,5 µg
Vitamine B6 : 0,2 mg
Folates : 57 µg
Calcium : 22 mg
Fer : 0,4 mg
Potassium : 299 mg
Phosphore : 44 mg
Magnésium : 15 mg
Zinc : 0,3 mg

Le chou-fleur est également riche en antioxydants et en composés phytochimiques qui ont des propriétés anti-inflammatoires et antioxydantes bénéfiques pour la santé.

Consommer du chou-fleur peut aider à réduire le risque de maladies chroniques telles que les maladies cardiaques, le diabète et certains types de cancer.

Citrouille

La citrouille est un légume d'automne riche en nutriments. Elle est faible en calories, mais riche en fibres, en vitamines et en minéraux.

voici les valeurs nutritionnelles pour une portion de 100 grammes de citrouille cuite :

Calories : 26
Glucides : 6 g
Fibres : 0,5 g
Protéines : 1 g
Graisses : 0,1 g
Vitamine A : 7384 IU
Vitamine C : 9,0 mg
Vitamine E : 1,1 mg
Potassium : 340 mg
Magnésium : 12 mg
Calcium : 21 mg
Fer : 0,8 mg

La citrouille est une source importante de vitamines et de minéraux. Elle contient également des antioxydants qui aident à protéger les cellules du corps contre les dommages causés par les radicaux libres.

De plus, sa teneur en fibres et en eau peut aider à réguler la digestion et à maintenir une bonne santé intestinale.

Concombre

Le concombre est un légume très nutritif et faible en calories

Voici les valeurs nutritionnelles approximatives pour 100 grammes de concombre cru :

Calories : 15 kcal
Glucides : 3,6 g
Fibres : 0,5 g
Protéines : 0,6 g
Lipides : 0,1 g
Vitamine C : 2,8 mg
Vitamine K : 16,4 µg
Potassium : 136 mg
Magnésium : 13 mg

Le concombre est également riche en eau, ce qui en fait un excellent choix pour maintenir une hydratation adéquate.
De plus, il contient des antioxydants tels que la vitamine C et des composés phénoliques, qui peuvent aider à protéger le corps contre les dommages causés par les radicaux libres.

Courgette

La courgette est un légume très
sain et faible en calories.

Voici les valeurs nutritionnelles approximatives pour 100
grammes de courgette crue :

Calories : 16 kcal
Glucides : 3,1 g
Fibres : 1 g
Protéines : 1,2 g
Lipides : 0,3 g
Vitamine C : 17,9 mg
Vitamine B6 : 0,2 mg
Potassium : 261 mg
Magnésium : 18 mg

La courgette est également riche en eau et contient des
antioxydants tels que la vitamine C et des composés
phénoliques.
Elle est également une bonne source de vitamine B6 et de
potassium, ce qui peut aider à réguler la tension artérielle
et à maintenir une fonction nerveuse saine.

Épinard

Les épinards sont un légume vert foncé très nutritif et faible en calories.

Voici les valeurs nutritionnelles approximatives pour 100 grammes d'épinards crus :

Calories : 23 kcal
Glucides : 3,6 g
Fibres : 2,2 g
Protéines : 2,9 g
Lipides : 0,4 g
Vitamine A : 469 µg
Vitamine C : 28,1 mg
Vitamine K : 482,9 µg
Fer : 2,7 mg
Calcium : 99 mg

Les épinards sont également riches en eau, en fibres et en antioxydants tels que la vitamine A, la vitamine C et des composés phénoliques.

Ils sont également une excellente source de vitamine K, qui est importante pour la coagulation sanguine et la santé des os.

Les épinards sont également une bonne source de fer et de calcium, qui peuvent aider à maintenir la santé des os et à prévenir l'anémie.

Fenouil

Le fenouil est un légume à faible teneur
en calories et riche en nutriments.

Voici les valeurs nutritionnelles pour 100 grammes de
fenouil cru :

Calories : 31 kcal
Glucides : 7 g
Fibres : 3,1 g
Protéines : 1,2 g
Graisses : 0,2 g
Vitamine C : 12 mg
Vitamine K : 28,5 µg
Calcium : 49 mg
Fer : 0,7 mg
Potassium : 414 mg

Le fenouil est également une bonne source
d'antioxydants et de composés phytochimiques, tels
que l'anéthol et le limonène, qui peuvent avoir des
effets bénéfiques sur la santé.
Il est également connu pour ses propriétés digestives
et est souvent utilisé comme remède naturel contre les
ballonnements et les gaz.

Gingembre

Le gingembre est une racine
aromatique qui est utilisée
depuis des siècles pour ses
propriétés médicinales
et culinaires.
Voici les valeurs nutritionnelles pour 100 grammes de
gingembre frais :

Calories : 80 kcal
Glucides : 18 g
Fibres : 2 g
Protéines : 1,8 g
Graisses : 0,8 g
Vitamine C : 5 mg
Vitamine B6 : 0,2 mg
Magnésium : 43 mg
Potassium : 415 mg
Manganèse : 0,2 mg

Le gingembre contient également des composés
phytochimiques tels que les gingérols et les shogaols,
qui sont responsables de son goût et de son arôme
caractéristiques, ainsi que de ses propriétés
anti-inflammatoires et antioxydantes.
Le gingembre est également connu pour ses
propriétés digestives et peut aider à soulager
les nausées, les vomissements et les douleurs
abdominales.

Haricot

Les haricots sont une source importante de protéines végétales, de fibres alimentaires, de vitamines et de minéraux.

Voici les valeurs nutritionnelles pour 100 grammes de haricots cuits :

Calories : 127 kcal
Glucides : 23 g
Fibres : 6,4 g
Protéines : 8,7 g
Graisses : 0,5 g
Vitamine C : 4,1 mg
Vitamine K : 9,7 µg
Thiamine : 0,2 mg
Riboflavine : 0,1 mg
Niacine : 0,7 mg
Folate : 41 µg
Fer : 2,5 mg
Magnésium : 48 mg
Phosphore : 140 mg
Potassium : 337 mg
Zinc : 0,9 mg

Les haricots sont également riches en antioxydants, en particulier les flavonoïdes et les caroténoïdes, qui peuvent aider à protéger contre les maladies chroniques.

Les haricots sont également une source importante de glucides à faible indice glycémique, ce qui signifie qu'ils peuvent aider à maintenir une glycémie stable et à f avoriser la satiété.

Laitue

La laitue est un légume vert populaire et sain, connu pour sa texture croquante et son goût frais.

Voici les valeurs nutritionnelles pour 100 grammes de laitue crue :

Calories : 15 kcal
Glucides : 2,9 g
Fibres : 1,2 g
Protéines : 1,4 g
Graisses : 0,2 g
Vitamine A : 740 µg
Vitamine K : 126,3 µg
Vitamine C : 4 mg
Folate : 38 µg
Calcium : 36 mg
Fer : 0,5 mg
Magnésium : 13 mg
Potassium : 194 mg

La laitue est une excellente source de vitamine A, qui est importante pour la santé des yeux, de la peau et du système immunitaire. Elle est également riche en vitamine K, qui est importante pour la coagulation sanguine et la santé osseuse.

La laitue est également riche en antioxydants, en particulier en caroténoïdes et en flavonoïdes, qui peuvent aider à protéger contre les maladies chroniques. Enfin, la laitue est faible en calories et en glucides, ce qui la rend idéale pour les personnes suivant un régime alimentaire à faible teneur en calories ou en glucides.

Lentilles

Les lentilles sont une excellente source de protéines végétales, de fibres alimentaires, de vitamines et de minéraux.

Voici les valeurs nutritionnelles pour 100 grammes de lentilles cuites :

Calories : 116 kcal
Glucides : 20 g
Fibres : 8 g
Protéines : 9 g
Graisses : 0,4 g
Vitamine B1 (thiamine) : 0,2 mg
Vitamine B2 (riboflavine) : 0,1 mg
Vitamine B3 (niacine) : 1,2 mg
Vitamine B6 : 0,1 mg
Folates : 60 µg
Vitamine C : 4 mg
Calcium : 19 mg
Fer : 3,3 mg
Magnésium : 36 mg
Phosphore : 180 mg
Potassium : 369 mg
Zinc : 1,5 mg

Les lentilles sont également riches en antioxydants, en particulier en flavonoïdes, qui peuvent aider à protéger contre les maladies chroniques.

Les lentilles sont également une source importante de glucides à faible indice glycémique, ce qui signifie qu'elles peuvent aider à maintenir une glycémie stable et à favoriser la satiété.

Les lentilles sont également une source importante de fer, en particulier pour les personnes suivant un régime végétarien ou végétalien, qui peuvent avoir besoin de sources alimentaires de fer non-héminique.

Maïs

Le maïs est une céréale largement
consommée dans le monde entier
et qui est une source importante
de glucides, de fibres, de vitamines
et de minéraux.
Voici les valeurs nutritionnelles pour 100 grammes de maïs
cuit :

Calories : 96 kcal
Glucides : 19 g
Fibres : 2,7 g
Protéines : 3,4 g
Graisses : 1,2 g
Vitamine B1 (thiamine) : 0,2 mg
Vitamine B3 (niacine) : 1,7 mg
Vitamine B5 (acide pantothénique) : 0,7 mg
Vitamine B6 : 0,2 mg
Folates : 42 µg
Vitamine C : 6,8 mg
Vitamine E : 0,5 mg
Magnésium : 37 mg
Phosphore : 89 mg
Potassium : 270 mg
Zinc : 0,9 mg

Le maïs est également une bonne source d'antioxydants, en particulier de caroténoïdes tels que la lutéine et la zéaxanthine, qui peuvent aider à protéger les yeux contre les dommages causés par les radicaux libres.

Les fibres alimentaires présentes dans le maïs peuvent également aider à favoriser la satiété et à maintenir une glycémie stable.

Cependant, il est important de noter que le maïs contient également des quantités importantes de glucides, il est donc important de surveiller sa consommation si vous suivez un régime alimentaire à faible teneur en glucides.

Navet

Le navet est un légume-racine qui est une source de nutriments essentiels.

Voici les valeurs nutritionnelles pour 100 grammes de navet cru :
Calories : 28 kcal
Glucides : 6,5 g
Fibres : 2,3 g
Protéines : 1,2 g
Graisses : 0,1 g
Vitamine C : 21 mg
Vitamine B6 : 0,1 mg
Folates : 21 µg
Calcium : 43 mg
Fer : 0,4 mg
Magnésium : 11 mg
Potassium : 233 mg

Le navet est également une source de composés végétaux bénéfiques, tels que des antioxydants et des composés soufrés, qui peuvent avoir des propriétés anticancéreuses et anti-inflammatoires.

De plus, les fibres alimentaires présentes dans les navets peuvent aider à soutenir la santé digestive et à maintenir une sensation de satiété.

Les navets peuvent être consommés crus ou cuits et sont souvent utilisés dans les soupes, les ragoûts ou les plats d'accompagnement.

Oignon

Les oignons sont un légume aromatique largement utilisé dans la cuisine et sont une source de nutriments essentiels

Voici les valeurs nutritionnelles pour 100 grammes d'oignons crus :

Calories : 40 kcal
Glucides : 9,3 g
Fibres : 1,7 g
Protéines : 1,1 g
Graisses : 0,1 g
Vitamine B1 (thiamine) : 0,1 mg
Vitamine B6 : 0,1 mg
Vitamine C : 7,4 mg
Folates : 19 µg
Calcium : 23 mg
Fer : 0,3 mg
Magnésium : 10 mg
Phosphore : 29 mg
Potassium : 146 mg

Les oignons contiennent également des composés soufrés, tels que la quercétine, qui sont des antioxydants naturels qui peuvent aider à réduire le risque de maladies chroniques, telles que les maladies cardiaques et certains types de cancer.

Les oignons ont également des propriétés antibactériennes et anti-inflammatoires.

Les oignons peuvent être consommés crus ou cuits et sont souvent utilisés dans les soupes, les ragoûts, les sauces ou comme ingrédient de base dans de nombreux plats.

Patate douce

La patate douce est un tubercule riche en nutriments et en antioxydants.

Voici les valeurs nutritionnelles pour 100 grammes de patate douce cuite à la vapeur avec la peau :

Calories : 86 kcal
Glucides : 20,1 g
Fibres : 3 g
Protéines : 1,6 g
Graisses : 0,1 g
Vitamine A (sous forme de bêta-carotène) : 14 187 UI
Vitamine C : 2,4 mg
Vitamine B6 : 0,2 mg
Folates : 11 µg
Calcium : 30 mg
Fer : 0,6 mg
Magnésium : 25 mg
Phosphore : 47 mg
Potassium : 337 mg

La patate douce est également une source importante de composés végétaux, tels que les caroténoïdes, qui ont des propriétés antioxydantes et anti-inflammatoires, et les anthocyanes, qui peuvent aider à améliorer la santé du cerveau et des yeux.

Les fibres alimentaires présentes dans les patates douces peuvent également aider à réguler la glycémie et à maintenir une sensation de satiété.

Les patates douces peuvent être consommées de différentes manières, comme cuites au four, grillées, rôties, ou en purée, et sont souvent utilisées dans les plats salés et sucrés.

Piment

Les piments sont connus pour leur saveur piquante et leur capacité à ajouter de la chaleur aux plats.

Voici les valeurs nutritionnelles pour 100 grammes de piments rouges frais :

Calories : 40 kcal
Glucides : 8,8 g
Fibres : 1,5 g
Protéines : 1,9 g
Graisses : 0,4 g
Vitamine C : 242 mg
Vitamine B6 : 0,4 mg
Vitamine A (sous forme de bêta-carotène) : 4 877 UI
Folates : 23 µg
Calcium : 14 mg
Fer : 1,2 mg
Magnésium : 25 mg
Potassium : 340 mg

Les piments contiennent également des composés végétaux bénéfiques, tels que la capsaïcine, qui est responsable de leur goût épicé et peut aider à réduire l'inflammation, stimuler le métabolisme et soulager la douleur.

Cependant, il est important de noter que la capsaïcine peut irriter l'estomac et les intestins chez certaines personnes, il convient donc de consommer les piments avec modération.

Les piments sont souvent utilisés dans la cuisine pour ajouter de la saveur et de la chaleur aux plats, mais peuvent également être consommés crus ou marinés.

Poireau

Le poireau est un légume riche en nutriments et en fibres.

Voici les valeurs nutritionnelles pour 100 grammes de poireaux crus :

Calories : 54 kcal
Glucides : 12,6 g
Fibres : 1,8 g
Protéines : 1,5 g
Graisses : 0,3 g
Vitamine C : 12 mg
Vitamine B6 : 0,2 mg
Vitamine K : 47 µg
Folates : 64 µg
Calcium : 59 mg
Fer : 1,2 mg
Magnésium : 28 mg
Phosphore : 35 mg
Potassium : 180 mg

Les poireaux contiennent également des composés végétaux bénéfiques, tels que les flavonoïdes et les composés soufrés, qui peuvent aider à réduire le risque de maladies chroniques, telles que les maladies cardiaques et certains types de cancer.

Les fibres alimentaires présentes dans les poireaux peuvent également aider à réguler la glycémie et à maintenir une sensation de satiété.

Les poireaux sont souvent utilisés dans les soupes, les ragoûts et les plats mijotés, mais peuvent également être consommés crus ou cuits à la vapeur.

Pois

Les pois sont une excellente source de protéines végétales, de fibres et de vitamines et minéraux essentiels.

Voici les valeurs nutritionnelles pour 100 grammes de pois crus :

Calories : 81 kcal
Glucides : 14,5 g
Fibres : 5,1 g
Protéines : 5,4 g
Graisses : 0,4 g
Vitamine C : 40 mg
Vitamine K : 24 µg
Folates : 65 µg
Thiamine : 0,3 mg
Riboflavine : 0,1 mg
Niacine : 2,1 mg
Vitamine B6 : 0,2 mg
Calcium : 25 mg
Fer : 1,5 mg
Magnésium : 33 mg
Phosphore : 108 mg
Potassium : 244 mg
Zinc : 1,2 mg

Les pois contiennent également des antioxydants et des composés végétaux bénéfiques pour la santé, tels que les caroténoïdes, les flavonoïdes et les phytostérols, qui peuvent aider à réduire le risque de maladies chroniques, telles que les maladies cardiaques, certains types de cancer et le diabète de type 2.

Les pois peuvent être consommés crus, cuits, en conserve ou surgelés, et sont souvent utilisés dans les soupes, les ragoûts, les salades et les plats mijotés.

Poivron

Les poivrons sont un légume coloré et nutritif, riche en vitamines, minéraux et composés végétaux bénéfiques.

Voici les valeurs nutritionnelles pour 100 grammes de poivrons crus :

Calories : 20 kcal
Glucides : 4,6 g
Fibres : 1,7 g
Protéines : 0,9 g
Graisses : 0,2 g
Vitamine C : 80 mg
Vitamine A : 750 UI
Vitamine K : 7 µg
Vitamine B6 : 0,2 mg
Folates : 10 µg
Potassium : 211 mg
Magnésium : 10 mg
Phosphore : 20 mg
Fer : 0,3 mg

Les poivrons contiennent également des antioxydants, tels que les caroténoïdes et les flavonoïdes, qui peuvent aider à réduire le risque de maladies chroniques, telles que les maladies cardiaques, certains types de cancer et le diabète de type 2.

Les poivrons peuvent être consommés crus ou cuits, et sont souvent utilisés dans les salades, les ragoûts, les plats mijotés et les fajitas.

Les poivrons rouges contiennent généralement plus de nutriments que les poivrons verts ou jaunes.

Pomme de terre

Les pommes de terre sont un légume riche
en nutriments, particulièrement riches en
glucides, potassium et vitamine C.

Voici les valeurs nutritionnelles pour 100 grammes de
pommes de terre cuites à la vapeur, sans sel ajouté :
Calories : 87 kcal
Glucides : 20,1 g
Fibres : 1,8 g
Protéines : 2,0 g
Graisses : 0,1 g
Vitamine C : 7,4 mg
Potassium : 379 mg
Phosphore : 60 mg
Magnésium : 23 mg
Fer : 0,6 mg
Les pommes de terre contiennent également des vitamines
B, comme la thiamine et la niacine, ainsi que des minéraux
tels que le fer et le zinc. Cependant, il est important de
noter que la majorité des nutriments dans la pomme de
terre sont contenus dans la peau, donc il est recommandé
de les manger avec la peau pour bénéficier au maximum
de leurs bienfaits nutritionnels.Cependant, il est important
de noter que les pommes de terre ont un indice glycémique élevé, ce qui signifie qu'elles peuvent augmenter
rapidement la glycémie chez les personnes atteintes de
diabète ou pré-diabétiques.

Pour cette raison, il est recommandé de les consommer en
modération et de préférence avec d'autres aliments riches
en fibres pour réduire leur impact glycémique.

Radis

Les radis sont un légume racine croustillant et nutritif, riches en vitamines, minéraux et composés végétaux bénéfiques.

Voici les valeurs nutritionnelles pour 100 grammes de radis crus :
Calories : 16 kcal
Glucides : 3,4 g
Fibres : 1,6 g
Protéines : 0,7 g
Graisses : 0,1 g
Vitamine C : 14,8 mg
Vitamine B6 : 0,1 mg
Folates : 25 µg
Potassium : 233 mg
Magnésium : 10 mg
Phosphore : 20 mg
Fer : 0,3 mg
Les radis contiennent également des composés végétaux bénéfiques, tels que les anthocyanes, les caroténoïdes et les flavonoïdes, qui peuvent aider à réduire le risque de maladies chroniques, telles que les maladies cardiaques, certains types de cancer et le diabète de type 2.
Les radis peuvent être consommés crus ou cuits, et sont souvent utilisés dans les salades, les sandwichs, les sushis et les marinades.
Les radis sont également une bonne source de fibres, ce qui peut aider à améliorer la digestion et à réduire le risque de maladies gastro-intestinales.

Salade

les salades sont souvent très nutritives
et riches en vitamines, minéraux et
fibres

Voici les valeurs nutritionnelles pour 100 grammes de
salade verte :

Calories : 13 kcal
Glucides : 2,2 g
Fibres : 1,2 g
Protéines : 1,4 g
Graisses : 0,2 g
Vitamine C : 10 mg
Vitamine K : 126 µg
Folates : 36 µg
Potassium : 247 mg
Calcium : 33 mg
Fer : 0,7 mg
Cependant, il est important de noter que la valeur
nutritionnelle de la salade peut varier considérablement
en fonction des ingrédients utilisés.
Par exemple, une salade de poulet grillé et de légumes
peut être riche en protéines et en nutriments, tandis
qu'une salade de pâtes ou de pommes de terre peut être
riche en glucides et en calories.
Il est donc important de considérer les ingrédients
spécifiques d'une salade pour évaluer sa valeur
nutritionnelle.

Tomate

Les tomates sont un fruit (mais souvent consommées comme un légume) très nutritif, riches en vitamines, minéraux et antioxydants.

Voici les valeurs nutritionnelles pour 100 grammes de tomates crues :

Calories : 18 kcal
Glucides : 3,9 g
Fibres : 1,2 g
Protéines : 0,9 g
Graisses : 0,2 g
Vitamine C : 13,7 mg
Vitamine A : 42 µg
Vitamine K : 7,9 µg
Potassium : 237 mg
Magnésium : 11 mg
Phosphore : 24 mg
Caroténoïdes : lycopène, bêta-carotène, lutéine, zéaxanthine

Les tomates sont particulièrement riches en lycopène,
un antioxydant qui peut aider à protéger contre certains
types de cancer, notamment le cancer de la prostate.
Les tomates sont également riches en vitamine C, qui
peut aider à renforcer le système immunitaire, en vitamine
A, qui est importante pour la santé des yeux,
et en potassium, qui peut aider à réguler la pression
artérielle.
Les tomates peuvent être consommées crues ou cuites,
et sont souvent utilisées dans les salades, les sauces,
les soupes et les plats principaux.

Pois chiche

Les pois chiches sont une source importante de protéines végétales et de fibres alimentaires.

Voici les valeurs nutritionnelles pour 100 grammes de pois chiches cuits :

Calories : 164 kcal
Glucides : 27,4 g
Fibres : 7,6 g
Protéines : 8,9 g
Graisses : 2,6 g
Vitamine C : 2,3 mg
Vitamine B6 : 0,3 mg
Folates : 172 µg
Fer : 2,9 mg
Magnésium : 48 mg
Potassium : 291 mg

Les pois chiches sont également une source importante de manganèse, de phosphore, de cuivre et de zinc.
Les fibres alimentaires présentes dans les pois chiches peuvent aider à maintenir une digestion saine et réguler les niveaux de sucre dans le sang.
Les pois chiches peuvent être utilisés dans une variété de plats, notamment les salades, les currys, les soupes et les ragoûts. Ils peuvent également être transformés en hummus, une trempette riche en nutriments et en saveurs.

Fruits

Abricot

Les abricots sont un fruit nutritif et savoureux, riches en nutriments essentiels tels que les vitamines, les minéraux, les fibres et les antioxydants. Voici les valeurs nutritionnelles pour 100 grammes d'abricots crus :

Calories : 48 kcal

Eau : 86 %

Protéines : 1 g

Lipides : 0,4 g

Glucides : 11 g

Fibres : 2 g

Sucres : 9 g

Vitamine A : 1926 UI

Vitamine C : 10 mg

Vitamine E : 0,89 mg

Thiamine (vitamine B1) : 0,03 mg

Riboflavine (vitamine B2) : 0,04 mg

Niacine (vitamine B3) : 0,6 mg

Acide pantothénique (vitamine B5) : 0,24 mg

Vitamine B6 : 0,054 mg

Calcium : 13 mg

Fer : 0,4 mg

Magnésium : 10 mg

Phosphore : 23 mg

Potassium : 259 mg

Sodium : 1 mg

Zinc : 0,2 mg

Les abricots sont également riches en antioxydants tels que les caroténoïdes, qui peuvent aider à protéger les cellules contre les dommages causés par les radicaux libres.

Les fibres dans les abricots peuvent également aider à soutenir la santé digestive et à réguler le taux de sucre dans le sang.

Acerola

L'acérola est un fruit très riche en vitamine C et en antioxydants

Voici les valeurs nutritionnelles pour 100g d'acérola :

Calories : 32 kcal
Protéines : 0,4 g
Lipides : 0,3 g
Glucides : 7,5 g
Fibres alimentaires : 1,6 g
Vitamine C : 1677 mg
Vitamine A : 767 UI
Vitamine B6 : 0,1 mg
Vitamine B1 : 0,1 mg
Niacine : 0,4 mg
Potassium : 146 mg
Magnésium : 18 mg
Calcium : 12 mg
Fer : 0,3 mg

L'acérola est donc un fruit très intéressant pour renforcer le système immunitaire, prévenir les maladies cardiovasculaires, réduire le stress oxydatif et lutter contre le vieillissement cellulaire.
Cependant, il est important de noter que l'acérola est un fruit assez acide et qu'il peut causer des irritations gastriques chez certaines personnes en cas de consommation excessive.

Airelle

Les airelles, également connues sous le
nom de cranberries, sont des fruits riches
en antioxydants et en vitamines C et K.

Voici les valeurs nutritionnelles pour 100g d'airelles :

Calories : 46 kcal
Protéines : 0,4 g
Lipides : 0,1 g
Glucides : 12,2 g
Fibres alimentaires : 4,6 g
Vitamine C : 13,3 mg
Vitamine K : 5,1 µg
Potassium : 85 mg
Calcium : 8 mg
Fer : 0,3 mg
Magnésium : 6 mg

Les airelles sont également riches en flavonoïdes,
en particulier en proanthocyanidines, qui peuvent aider
à prévenir les infections urinaires et à réduire le risque de
maladies cardiovasculaires. Les airelles ont également
des propriétés anti-inflammatoires et peuvent aider à
prévenir certains types de cancer.
Cependant, les airelles séchées ou les jus d'airelle
peuvent contenir des quantités élevées de sucre ajouté,
il est donc important de lire les étiquettes nutritionnelles
pour éviter une consommation excessive de sucre.

Amande

Les amandes sont des fruits à coque riches en nutriments, en particulier en graisses insaturées, en fibres alimentaires

Voici les valeurs nutritionnelles pour 100g d'amandes :

Calories : 579 kcal
Protéines : 21,2 g
Lipides : 49,9 g
Glucides : 21,7 g
Fibres alimentaires : 12,5 g
Vitamine E : 26,2 mg
Thiamine (vitamine B1) : 0,2 mg
Riboflavine (vitamine B2) : 1,1 mg
Niacine (vitamine B3) : 3,4 mg
Vitamine B6 : 0,1 mg
Folates (vitamine B9) : 50 µg
Calcium : 269 mg
Fer : 3,7 mg
Magnésium : 270 mg
Phosphore : 484 mg
Potassium : 733 mg
Zinc : 3,1 mg

Les amandes sont riches en graisses insaturées,
qui peuvent aider à réduire le risque de maladies
cardiovasculaires.
Elles sont également une source importante de vitamine
E, un antioxydant qui peut aider à protéger les cellules
contre les dommages causés par les radicaux libres.
Les amandes peuvent également aider à réduire le taux
de cholestérol sanguin et à réguler la glycémie.
Cependant, les amandes sont également riches en
calories, il est donc important de les consommer avec
modération si vous essayez de contrôler votre poids.

Ananas

L'ananas est un fruit tropical délicieux et nutritif, riche en vitamines, minéraux et antioxydants.

Voici les valeurs nutritionnelles pour 100g d'ananas frais :

Calories : 50 kcal
Protéines : 0,5 g
Lipides : 0,1 g
Glucides : 13,1 g
Fibres alimentaires : 1,4 g
Vitamine C : 47,8 mg
Vitamine B6 : 0,1 mg
Thiamine (vitamine B1) : 0,1 mg
Riboflavine (vitamine B2) : 0,02 mg
Folates (vitamine B9) : 18 µg
Potassium : 172 mg
Magnésium : 13 mg
Calcium : 13 mg
Phosphore : 8 mg

L'ananas est également riche en bromélaïne, une enzyme digestive qui peut aider à décomposer les protéines et à améliorer la digestion.

La bromélaïne a également des propriétés anti-inflammatoires et peut aider à réduire l'inflammation et les douleurs musculaires.

L'ananas peut également aider à renforcer le système immunitaire, à réduire le risque de maladies cardiovasculaires et à favoriser la santé de la peau grâce à sa teneur élevée en vitamine C et en antioxydants.

Cependant, l'ananas frais contient également une quantité importante de sucre naturel, il est donc important de le consommer avec modération si vous essayez de contrôler votre apport en sucre.

Arbouse

L'arbouse est un fruit originaire du bassin méditerranéen, riche en vitamines et minéraux.

Voici les valeurs nutritionnelles pour 100g d'arbouse :

Calories : 55 kcal
Protéines : 0,5 g
Lipides : 0,2 g
Glucides : 13,1 g
Fibres alimentaires : 4,3 g
Vitamine C : 5,5 mg
Vitamine A : 47 µg
Calcium : 17 mg
Potassium : 276 mg
Magnésium : 14 mg
Phosphore : 20 mg

Les arbouses sont également riches en antioxydants, en particulier en tanins et en caroténoïdes, qui peuvent aider à réduire le risque de maladies cardiovasculaires et de certains types de cancer.
Les arbouses sont également une source importante de fibres alimentaires, qui peuvent aider à améliorer la digestion et à réguler la glycémie.
Cependant, les arbouses sont également riches en sucre naturel, il est donc important de les consommer avec modération si vous essayez de contrôler votre apport en sucre.

Baies d'argousier

Les baies d'argousier sont des fruits riches en vitamines et minéraux, particulièrement cultivés en Asie et en Europe du Nord.

Voici les valeurs nutritionnelles pour 100g de baies d'argousier :

Calories : 72 kcal
Protéines : 0,9 g
Lipides : 1,2 g
Glucides : 12,3 g
Fibres alimentaires : 3,6 g
Vitamine C : 200 mg
Vitamine E : 3,0 mg
Bêta-carotène : 190 µg
Potassium : 278 mg
Fer : 1,3 mg

Les baies d'argousier sont également riches en acides gras essentiels, en particulier en acides gras oméga-7, qui peuvent aider à améliorer la santé cardiovasculaire et à réduire l'inflammation.

Les baies d'argousier ont également des propriétés antioxydantes, qui peuvent aider à protéger les cellules contre les dommages causés par les radicaux libres et à réduire le risque de maladies chroniques.

Cependant, les baies d'argousier ont un goût assez acide et peuvent être difficiles à consommer crues, elles sont souvent utilisées pour faire des jus, des confitures, ou des suppléments alimentaires.

Baies de Goji

Les baies de goji sont des petits fruits rouges séchés, très utilisés dans la médecine traditionnelle chinoise.

Voici les valeurs nutritionnelles pour 100g de baies de goji :
Calories : 349 kcal
Protéines : 14,3 g
Lipides : 0,4 g
Glucides : 68,3 g
Fibres alimentaires : 3,0 g
Vitamine C : 48,0 mg
Vitamine A : 2500 UI
Fer : 9,0 mg
Potassium : 1 132 mg
Zinc : 2,7 mg
Les baies de goji sont également riches en antioxydants, en particulier en caroténoïdes, qui peuvent aider à réduire le risque de maladies cardiovasculaires et de certains types de cancer.
Les baies de goji sont également une source importante de protéines et de fer, qui peuvent aider à améliorer la croissance musculaire et la santé globale.
Cependant, les baies de goji sont également riches en sucre naturel, il est donc important de les consommer avec modération si vous essayez de contrôler votre apport en sucre.

Baies de sureau

Les baies de sureau sont des petits fruits
noirs ou bleu foncé, qui poussent sur
l'arbre de sureau.

Voici les valeurs nutritionnelles pour 100g de baies
de sureau :

Calories : 73 kcal

Protéines : 0,7 g

Lipides : 0,5 g

Glucides : 18,4 g

Fibres alimentaires : 7,0 g

Vitamine C : 36,0 mg

Vitamine A : 640 UI

Potassium : 280 mg

Calcium : 38 mg

Fer : 1,6 mg

Les baies de sureau sont également riches en antioxydants,
en particulier en anthocyanes, qui peuvent aider à réduire
l'inflammation et à protéger les cellules contre les
dommages causés par les radicaux libres. Les baies de
sureau sont également une source importante de fibres
alimentaires, qui peuvent aider à améliorer la digestion
et à réduire le risque de maladies chroniques.

Les baies de sureau sont souvent consommées sous forme
de jus, de sirops, ou de confitures, et peuvent également
être utilisées pour préparer des tisanes ou des infusions.
Cependant, il est important de noter que les baies de
sureau crues sont légèrement toxiques et peuvent causer
des nausées ou des vomissements si elles sont
consommées en grande quantité. Il est donc important de
les cuire avant de les consommer.

Banane

La banane est un fruit tropical populaire

voici les valeurs nutritionnelles pour une banane de taille moyenne (environ 118g) :

Calories : 105 kcal

Protéines : 1,3 g

Lipides : 0,4 g

Glucides : 27 g

Fibres alimentaires : 3,1 g

Sucres : 14 g

Vitamine C : 10,3 mg

Vitamine B6 : 0,5 mg

Potassium : 422 mg

Magnésium : 32 mg

Manganèse : 0,3 mg

La banane est également riche en antioxydants tels que la vitamine C et en composés phénoliques, qui peuvent aider à réduire les dommages cellulaires causés par les radicaux libres.

La banane est également une bonne source de fibres alimentaires, de potassium et de vitamine B6, qui peuvent aider à maintenir la santé cardiovasculaire et à réguler la pression artérielle.

Les sucres naturels présents dans la banane en font une source d'énergie rapide pour le corps.

Il est cependant important de noter que la banane est également assez riche en glucides, il est donc recommandé d'en consommer avec modération si vous essayez de contrôler votre apport en glucides ou votre taux de sucre dans le sang.

Biriba

La Biriba est un fruit tropical originaire d'Amérique du Sud, principalement cultivé au Brésil et en Colombie.

Il est généralement consommé frais, et possède les valeurs nutritionnelles suivantes pour 100g :

Calories : 97 kcal

Protéines : 1,6 g

Lipides : 0,7 g

Glucides : 23,5 g

Fibres alimentaires : 2,3 g

Sucres : 15,9 g

Vitamine C : 13,5 mg

Vitamine B1 : 0,14 mg

Vitamine B2 : 0,07 mg

Potassium : 395 mg

Calcium : 19 mg

Fer : 0,9 mg

La Biriba est une bonne source de vitamine C, de potassium et de fibres alimentaires, ce qui peut aider à maintenir la santé cardiovasculaire et à soutenir le système immunitaire. Elle contient également des vitamines B1 et B2, qui jouent un rôle important dans la production d'énergie à partir des glucides et des graisses. Les sucres naturels présents dans la Biriba en font une source d'énergie rapide pour le corps. Cependant, il est important de noter que la Biriba est assez riche en glucides, il est donc recommandé d'en consommer avec modération si vous essayez de contrôler votre apport en glucides ou votre taux de sucre dans le sang.

Borojo

Le borojo est un fruit tropical qui pousse principalement dans les régions d'Amérique du Sud, en particulier en Colombie et en Équateur.

Il est riche en nutriments et possède les valeurs nutritionnelles suivantes pour 100g de pulpe fraîche :

Calories : 96 kcal
Protéines : 2,3 g
Lipides : 1,7 g
Glucides : 19,4 g
Fibres alimentaires : 8,2 g
Sucres : 10,6 g
Vitamine C : 72,4 mg
Vitamine B1 : 0,03 mg
Vitamine B2 : 0,02 mg
Calcium : 11 mg
Fer : 2,2 mg

Le borojo est une excellente source de vitamine C, un antioxydant puissant qui peut aider à prévenir les dommages causés par les radicaux libres dans le corps.

Il est également riche en fibres alimentaires, ce qui peut aider à maintenir la santé digestive et à réduire le risque de maladies cardiovasculaires.

Les lipides présents dans le borojo sont principalement des acides gras insaturés, qui sont bénéfiques pour la santé cardiaque.

Le borojo contient également des quantités intéressantes de fer et de protéines.

Les sucres présents dans le borojo peuvent contribuer à augmenter l'énergie, mais il est important de consommer ce fruit avec modération si vous essayez de contrôler votre taux de sucre dans le sang.

Cacao

Le cacao est une fève qui est transformée en poudre de cacao pour la fabrication de chocolat.

Elle est riche en nutriments et possède les valeurs nutritionnelles suivantes pour 100g de poudre de cacao non sucrée :

Calories : 228 kcal
Protéines : 19 g
Lipides : 14 g
Glucides : 58 g
Fibres alimentaires : 34 g
Sucres : 1,8 g
Vitamine B1 : 0,07 mg
Vitamine B2 : 0,48 mg
Vitamine B3 : 2,2 mg
Vitamine B6 : 0,1 mg
Acide pantothénique : 0,5 mg
Folates : 20 µg
Potassium : 1524 mg
Phosphore : 734 mg
Magnésium : 499 mg
Fer : 12 mg
Cuivre : 3,6 mg

Le cacao est une excellente source de protéines, de fibres alimentaires et de minéraux tels que le potassium, le phosphore, le magnésium et le fer.

Il est également riche en cuivre, un minéral important pour la formation des globules rouges et la santé du système nerveux. Le cacao contient également des vitamines du groupe B, qui sont importantes pour la production d'énergie et le fonctionnement du système nerveux.

La teneur en matières grasses du cacao est relativement élevée, mais la plupart sont des acides gras insaturés, ce qui peut être bénéfique pour la santé cardiaque.

Cependant, il est important de noter que la plupart des produits de chocolat contiennent également du sucre et des graisses ajoutées, ce qui peut augmenter considérablement leur teneur en calories et leur teneur en matières grasses.

Il est donc recommandé de consommer du cacao avec modération et de privilégier les produits à teneur réduite en sucre et en graisses ajoutées.

Caïmite

La cajá ou caïmite est un fruit tropical originaire d'Amérique du Sud, riche en nutriments.

Voici les valeurs nutritionnelles pour 100g de pulpe de caïmite :

Calories : 74 kcal
Protéines : 1,5 g
Lipides : 0,5 g
Glucides : 17,5 g
Fibres alimentaires : 4,0 g
Sucres : 12,5 g
Vitamine C : 30 mg
Vitamine A : 110 UI
Calcium : 10 mg
Fer : 0,4 mg
La caïmite est faible en calories et en graisses, mais elle est riche en fibres alimentaires et en glucides, ce qui peut être bénéfique pour la digestion et la régulation de la glycémie. Elle est également riche en vitamine C, un antioxydant important pour la santé du système immunitaire et la protection contre les maladies chroniques.
 La caïmite contient également des quantités modérées de vitamine A, qui est importante pour la santé des yeux, ainsi que des minéraux tels que le calcium et le fer.
Elle peut être consommée fraîche ou sous forme de jus, de confiture ou de pâte de fruit.

Cajou

La noix de cajou est un fruit à coque
originaire du Brésil, riche en nutriments.

Voici les valeurs nutritionnelles pour 100g de noix de cajou
crue :

Calories : 553 kcal
Protéines : 18,2 g
Lipides : 43,9 g (dont acides gras saturés : 7,8 g, acides gras
monoinsaturés : 23,8 g, acides gras polyinsaturés : 7,8 g)
Glucides : 30,2 g (dont sucres : 5,9 g)
Fibres alimentaires : 3,3 g
Vitamine C : 0,5 mg
Vitamine B1 : 0,4 mg
Vitamine B2 : 0,1 mg
Vitamine B3 : 1,4 mg
Vitamine B6 : 0,2 mg
Vitamine E : 0,9 mg
Calcium : 37 mg
Fer : 6,7 mg
Magnésium : 292 mg
Phosphore : 593 mg
Potassium : 660 mg
Zinc : 5,8 mg

La noix de cajou est riche en calories et en graisses, mais elle est également une excellente source de protéines et de fibres alimentaires, qui peuvent contribuer à la sensation de satiété.

Elle est également riche en vitamines B, qui sont importantes pour la production d'énergie et le fonctionnement du système nerveux, ainsi qu'en minéraux tels que le magnésium, le phosphore et le potassium, qui sont essentiels pour la santé des os et des muscles.

La noix de cajou contient également des quantités importantes de fer, qui est important pour la formation des globules rouges et la prévention de l'anémie, ainsi que de zinc, qui est important pour la croissance et le développement.

Cependant, il convient de noter que les noix de cajou sont également riches en calories, il est donc important de les consommer avec modération si vous suivez un régime hypocalorique.

Calamondin

Le calamondin, également appelé "calamansi", est un petit agrume originaire des Philippines, qui est utilisé pour la cuisine et la préparation de boissons.

Voici les valeurs nutritionnelles pour 100g de fruit frais :
Calories : 47 kcal
Protéines : 0,8 g
Lipides : 0,2 g
Glucides : 12,3 g (dont sucres : 3,3 g)
Fibres alimentaires : 1,9 g
Vitamine C : 43,3 mg
Vitamine A : 16 UI
Calcium : 30 mg
Fer : 0,7 mg
Magnésium : 10 mg
Phosphore : 23 mg
Potassium : 138 mg

Le calamondin est une bonne source de vitamine C, qui est importante pour le système immunitaire, la santé de la peau et la formation du collagène. Il contient également des fibres alimentaires, qui peuvent contribuer à la digestion et au maintien d'un taux de sucre sanguin stable. Cependant, il est relativement faible en calories et en nutriments essentiels par rapport à d'autres fruits.

Le calamondin peut être utilisé pour ajouter une saveur acidulée et aromatique à la cuisine et aux boissons, mais il est peu probable qu'il contribue de manière significative aux apports nutritionnels quotidiens.

Camu camu

Le camu-camu est un petit fruit originaire de la forêt amazonienne en Amérique du Sud, qui est de plus en plus connu pour sa teneur élevée en vitamine C.

Voici les valeurs nutritionnelles pour 100g de fruit frais :

Calories : 14 kcal
Protéines : 0,9 g
Lipides : 0,2 g
Glucides : 2,3 g (dont sucres : 0,4 g)
Fibres alimentaires : 1,1 g
Vitamine C : 2280 mg
Vitamine A : 83 UI
Calcium : 12 mg
Fer : 0,5 mg
Magnésium : 9 mg
Phosphore : 14 mg
Potassium : 165 mg

Le camu-camu est une excellente source de vitamine C, qui est importante pour le système immunitaire, la santé de la peau et la formation du collagène.

Il contient également des fibres alimentaires, qui peuvent contribuer à la digestion et au maintien d'un taux de sucre sanguin stable. que le camu-camu soit relativement faible en calories et en nutriments essentiels par rapport à d'autres fruits, sa teneur élevée en vitamine C en fait un superaliment potentiellement intéressant pour renforcer le système immunitaire.

Canneberge

La canneberge, également appelée cranberry, est un petit fruit rouge qui est souvent consommé sous forme de jus pour ses bienfaits pour la santé.

Voici les valeurs nutritionnelles pour 100g de canneberges fraîches :

Calories : 46 kcal

Protéines : 0,4 g

Lipides : 0,1 g

Glucides : 12,2 g (dont sucres : 4 g)

Fibres alimentaires : 4,6 g

Vitamine C : 13,3 mg

Vitamine E : 1,2 mg

Vitamine K : 5,1 µg

Calcium : 8 mg

Fer : 0,3 mg

Magnésium : 6 mg

Phosphore : 13 mg

Potassium : 85 mg

La canneberge est une bonne source de fibres alimentaires, qui peuvent contribuer à la digestion et au maintien d'un taux de sucre sanguin stable.Elle contient également des antioxydants, tels que des flavonoïdes, qui peuvent aider à protéger les cellules contre les dommages causés par les radicaux libres. De plus, la consommation régulière de jus de canneberge peut contribuer à prévenir les infections urinaires. la canneberge est relativement faible en vitamines et minéraux essentiels par rapport à d'autres fruits.

Cantaloup

Le cantaloup, également appelé melon doux, est un fruit juteux et sucré qui est riche en nutriments essentiels.

Voici les valeurs nutritionnelles pour 100g de cantaloup :
Calories : 34 kcal
Protéines : 0,8 g
Lipides : 0,2 g
Glucides : 8,2 g (dont sucres : 7,9 g)
Fibres alimentaires : 0,9 g
Vitamine A : 169 µg
Vitamine C : 36,7 mg
Vitamine K : 2,5 µg
Calcium : 9 mg
Fer : 0,2 mg
Magnésium : 12 mg
Phosphore : 15 mg
Potassium : 267 mg
Le cantaloup est une excellente source de vitamine A, qui est importante pour la santé des yeux, la croissance cellulaire et la régulation du système immunitaire. Il est également riche en vitamine C, qui est importante pour le système immunitaire, la santé de la peau et la formation du collagène. Le cantaloup est également une bonne source de potassium, qui peut aider à réguler la pression artérielle et à maintenir un rythme cardiaque régulier.
Enfin, la teneur en fibres alimentaires du cantaloup peut contribuer à la digestion et au maintien d'un taux de sucre sanguin stable.

Carambole

La carambole, également appelée fruit étoile, est un fruit tropical unique en forme d'étoile à cinq branches.

Voici les valeurs nutritionnelles pour 100g de carambole :

Calories : 31 kcal
Protéines : 1 g
Lipides : 0,3 g
Glucides : 6,7 g (dont sucres : 3,9 g)
Fibres alimentaires : 2,8 g
Vitamine C : 34,4 mg
Vitamine B5 : 0,2 mg
Potassium : 133 mg

La carambole est une excellente source de fibres alimentaires, qui peuvent contribuer à la digestion et au maintien d'un taux de sucre sanguin stable.
Elle est également une bonne source de vitamine C, qui est importante pour le système immunitaire, la santé de la peau et la formation du collagène.
En outre, la carambole contient du potassium, qui peut aider à réguler la pression artérielle et à maintenir un rythme cardiaque régulier.

Cassis

Les cassis sont des petites baies noires, juteuses et légèrement acidulées.

Voici les valeurs nutritionnelles pour 100g de cassis :

Calories : 57 kcal
Protéines : 1,1 g
Lipides : 0,4 g
Glucides : 14,7 g (dont sucres : 7,4 g)
Fibres alimentaires : 3,6 g
Vitamine C : 181 mg
Vitamine K : 19,8 µg
Manganèse : 0,3 mg
Potassium : 275 mg
Calcium : 43 mg

Les cassis sont une excellente source de vitamine C, qui est importante pour le système immunitaire, la santé de la peau et la formation du collagène. Ils sont également une bonne source de fibres alimentaires, qui peuvent contribuer à la digestion et au maintien d'un taux de sucre sanguin stable.

Les cassis contiennent également de la vitamine K, qui est importante pour la coagulation sanguine et la santé des os, ainsi que du manganèse, qui peut aider à la formation des os et à la régulation de la glycémie.

Cédrat

Le cédrat est un agrume à la peau épaisse et rugueuse.

Voici les valeurs nutritionnelles pour 100g de cédrat :

Calories : 29 kcal
Protéines : 1 g
Lipides : 0,3 g
Glucides : 8,3 g (dont sucres : 3,2 g)
Fibres alimentaires : 4,9 g
Vitamine C : 48,5 mg
Potassium : 293 mg
Calcium : 43 mg

Le cédrat est une bonne source de fibres alimentaires, qui peuvent contribuer à la digestion et au maintien d'un taux de sucre sanguin stable.
Il est également riche en vitamine C, qui est importante pour le système immunitaire, la santé de la peau et la formation du collagène.
Le cédrat contient également du potassium, qui peut aider à réguler la pression artérielle et à maintenir un rythme cardiaque régulier.

Cerise

Les cerises sont des fruits charnus et sucrés.

Voici les valeurs nutritionnelles pour 100g de cerises :

Calories : 63 kcal
Protéines : 1 g
Lipides : 0,3 g
Glucides : 16 g (dont sucres : 13 g)
Fibres alimentaires : 2,1 g
Vitamine C : 7 mg
Vitamine K : 2,1 µg
Potassium : 222 mg
Calcium : 13 mg

Les cerises sont une bonne source de fibres alimentaires, qui peuvent contribuer à la digestion et au maintien d'un taux de sucre sanguin stable.
Elles sont également riches en antioxydants, qui peuvent aider à réduire les dommages causés par les radicaux libres dans l'organisme.
Les cerises contiennent également du potassium, qui peut aider à réguler la pression artérielle et à maintenir un rythme cardiaque régulier.

Châtaigne

Les châtaignes sont des fruits à coque
comestibles et riches en amidon.

Voici les valeurs nutritionnelles pour 100g de châtaignes :

Calories : 213 kcal
Protéines : 2,4 g
Lipides : 2,2 g
Glucides : 45,5 g (dont sucres : 11,5 g)
Fibres alimentaires : 8,1 g
Vitamine C : 40 mg
Vitamine B6 : 0,4 mg
Potassium : 715 mg
Magnésium : 41 mg

Les châtaignes sont riches en fibres alimentaires, qui
peuvent contribuer à la digestion et au maintien d'un taux
de sucre sanguin stable.
Elles sont également une bonne source de vitamine C, qui
est importante pour le système immunitaire, la santé de la
peau et la formation du collagène.
Les châtaignes contiennent également du potassium, qui
peut aider à réguler la pression artérielle et à maintenir un
rythme cardiaque régulier.
En revanche, elles sont relativement riches en glucides et
en calories, il est donc important de les consommer avec
modération si vous surveillez votre apport calorique.

Cherimoya

La cherimoya est un fruit exotique originaire des régions subtropicales
d'Amérique du Sud.

Calories : 75 kcal
Protéines : 1,5 g
Lipides : 0,7 g
Glucides : 17,7 g (dont sucres : 13,7 g)
Fibres alimentaires : 2,3 g
Vitamine C : 15,4 mg
Vitamine B6 : 0,2 mg
Potassium : 382 mg
Magnésium : 18 mg

La cherimoya est une bonne source de fibres alimentaires,
qui peuvent contribuer à la digestion et au maintien d'un
taux de sucre sanguin stable.
Elle est également riche en vitamine C, qui est importante
pour le système immunitaire, la santé de la peau et la
formation du collagène.
La cherimoya contient également du potassium, qui peut
aider à réguler la pression artérielle et à maintenir un
rythme cardiaque régulier.
Cependant, elle est relativement riche en sucres, il est
donc important de la consommer avec modération si
vous surveillez votre apport calorique.

Chinotto

Le Chinotto est un agrume qui
ressemble à une petite orange amère..

Voici les valeurs nutritionnelles pour 100g de Chinotto :

Calories : 30 kcal
Protéines : 0,5 g
Lipides : 0,2 g
Glucides : 7,8 g (dont sucres : 0,6 g)
Fibres alimentaires : 3,1 g
Vitamine C : 20 mg
Potassium : 280 mg
Calcium : 33 mg
Fer : 0,5 mg

Le Chinotto est une excellente source de fibres
alimentaires, ce qui peut contribuer à la digestion et au
maintien d'un taux de sucre sanguin stable.
Il contient également de la vitamine C, qui est importante
pour le système immunitaire, la santé de la peau et la
formation du collagène.
En outre, le Chinotto est riche en potassium, qui peut
aider à réguler la pression artérielle et à maintenir un
rythme cardiaque régulier.

Chyote

Le Chayote est un légume originaire d'Amérique centrale et du Sud, qui est également connu sous le nom de "christophine"

Voici les valeurs nutritionnelles pour 100g de chayote :

Calories : 19 kcal
Protéines : 0,7 g
Lipides : 0,1 g
Glucides : 4,5 g (dont sucres : 1,6 g)
Fibres alimentaires : 2,2 g
Vitamine C : 7,7 mg
Vitamine B6 : 0,1 mg
Potassium : 125 mg
Magnésium : 12 mg

Le Chayote est riche en fibres alimentaires, ce qui peut contribuer à la digestion et au maintien d'un taux de sucre sanguin stable.
Il contient également de la vitamine C, qui est importante pour le système immunitaire, la santé de la peau et la formation du collagène.
En outre, le Chayote est une bonne source de potassium, qui peut aider à réguler la pression artérielle et à maintenir un rythme cardiaque régulier.

Citron

Le citron est un agrume acide et rafraîchissant, riche en vitamine C et en antioxydants.

Voici les valeurs nutritionnelles pour 100g de citron :

Calories : 29 kcal
Protéines : 1,1 g
Lipides : 0,3 g
Glucides : 9,3 g
Fibres alimentaires : 2,8 g
Vitamine C : 53 mg
Calcium : 26 mg
Potassium : 138 mg

Le citron est une excellente source de vitamine C, qui est importante pour le système immunitaire, la santé de la peau et la formation du collagène.
Il contient également des antioxydants, tels que les flavonoïdes, qui peuvent aider à protéger les cellules contre les dommages causés par les radicaux libres.
Le citron est également riche en fibres alimentaires, ce qui peut contribuer à la digestion et au maintien d'un taux de sucre sanguin stable.
En outre, le citron contient du potassium, qui peut aider à réguler la pression artérielle et à maintenir un rythme cardiaque régulier.

Clémentine

La clémentine est un agrume sucré et juteux, riche en vitamine C et en antioxydants.

Voici les valeurs nutritionnelles pour 100g de clémentine :

Calories : 47 kcal
Protéines : 0,8 g
Lipides : 0,3 g
Glucides : 11,9 g
Fibres alimentaires : 1,7 g
Vitamine C : 48 mg
Calcium : 30 mg
Potassium : 177 mg

La clémentine est une excellente source de vitamine C, qui est importante pour le système immunitaire, la santé de la peau et la formation du collagène.
Elle contient également des antioxydants, tels que les flavonoïdes, qui peuvent aider à protéger les cellules contre les dommages causés par les radicaux libres.
La clémentine est également riche en fibres alimentaires, ce qui peut contribuer à la digestion et au maintien d'un taux de sucre sanguin stable.
En outre, la clémentine contient du potassium, qui peut aider à réguler la pression artérielle et à maintenir un rythme cardiaque régulier.

Coco

La noix de coco est un fruit exotique
riche en nutriments et en graisses saturées.

Voici les valeurs nutritionnelles pour 100g de pulpe de
noix de coco fraîche :

Calories : 354 kcal
Protéines : 3,3 g
Lipides : 33,5 g (dont acides gras saturés : 29,7 g)
Glucides : 15,2 g (dont sucres : 6,2 g)
Fibres alimentaires : 9 g
Vitamine B6 : 0,05 mg
Fer : 2,43 mg
Potassium : 356 mg
La noix de coco est une bonne source de fibres
alimentaires, qui peuvent favoriser la digestion et le
sentiment de satiété.
Elle contient également du fer, qui est important pour la
production de globules rouges et pour la fonction
immunitaire. Cependant, la noix de coco est également
riche en graisses saturées, ce qui peut augmenter le taux
de cholestérol et le risque de maladies cardiovasculaires.
Il est donc recommandé de consommer la noix de coco
avec modération et de privilégier les autres sources de
graisses insaturées dans l'alimentation.

Coing

Le coing est un fruit riche en nutriments,
en particulier en fibres alimentaires et
en vitamine C.

Voici les valeurs nutritionnelles pour 100g de coing cru :

Calories : 57 kcal
Protéines : 0,4 g
Lipides : 0,1 g
Glucides : 15,3 g (dont sucres : 5,9 g)
Fibres alimentaires : 1,9 g
Vitamine C : 15,0 mg
Potassium : 197 mg

Le coing est une bonne source de fibres alimentaires, qui peuvent favoriser la digestion et le sentiment de satiété. Il contient également de la vitamine C, qui est importante pour la fonction immunitaire et la production de collagène.
Le coing est également riche en antioxydants, qui peuvent aider à protéger les cellules contre les dommages causés par les radicaux libres. Il est souvent consommé cuit ou transformé en confiture ou en gelée.

Corossol

Le corossol est un fruit tropical qui est
riche en nutriments.

Voici les valeurs nutritionnelles pour 100g de corossol cru :

Calories : 66 kcal
Protéines : 1 g
Lipides : 0,3 g
Glucides : 16,8 g (dont sucres : 13,5 g)
Fibres alimentaires : 3,3 g
Vitamine C : 20,6 mg
Potassium : 278 mg

Le corossol est une bonne source de fibres alimentaires,
qui peuvent aider à favoriser la digestion et le sentiment
de satiété.
Il contient également de la vitamine C, qui est importante
pour la fonction immunitaire et la production de
collagène.
Le corossol est également riche en antioxydants, qui
peuvent aider à protéger les cellules contre les dommages
causés par les radicaux libres.
Il contient également des minéraux tels que le potassium,
qui est important pour la régulation de la pression
artérielle et la santé cardiaque.

Cranberry

La canneberge, également appelée cranberry, est un fruit rouge acidulé et très populaire pour ses propriétés médicinales.

Voici les valeurs nutritionnelles pour 100g de canneberges fraîches :

Calories : 46 kcal
Protéines : 0,4 g
Lipides : 0,1 g
Glucides : 12,2 g (dont sucres : 4 g)
Fibres alimentaires : 4,6 g
Vitamine C : 13,3 mg
Vitamine K : 5,1 µg
Potassium : 85 mg

La canneberge est très riche en antioxydants, en particulier des composés appelés proanthocyanidines, qui peuvent aider à protéger les cellules contre les dommages causés par les radicaux libres.

Elle est également riche en fibres alimentaires, ce qui peut aider à favoriser la digestion et à maintenir un sentiment de satiété. Elle contient également de la vitamine C, qui est importante pour la fonction immunitaire et la production de collagène, ainsi que de la vitamine K, qui est essentielle pour la coagulation sanguine. En outre, la canneberge est considérée comme bénéfique pour la santé urinaire en raison de son effet préventif contre les infections des voies urinaires.

Cynorhodon

Le cynorhodon, également appelé "rose musquée", est le fruit du rosier sauvage.

Voici les valeurs nutritionnelles pour 100g de cynorhodon séché :

Calories : 162 kcal
Protéines : 3,6 g
Lipides : 0,7 g
Glucides : 38,2 g (dont sucres : 25,1 g)
Fibres alimentaires : 38,2 g
Vitamine C : 426 mg
Vitamine A : 50 UI
Calcium : 169 mg
Fer : 1,5 mg

Le cynorhodon est très riche en vitamine C, ce qui en fait l'une des sources les plus élevées de cette vitamine.
La vitamine C est un antioxydant important qui aide à protéger les cellules contre les dommages causés par les radicaux libres.
Le cynorhodon est également riche en fibres alimentaires, qui sont importantes pour la digestion et la santé intestinale. En outre, il contient des quantités importantes de vitamine A, de calcium et de fer, qui sont tous des nutriments importants pour la santé.

Datte

Les dattes sont un fruit sucré et riche en nutriments qui est cultivé dans les régions tropicales et subtropicales du monde.

Les valeurs nutritionnelles pour 100g de dattes (séchées) :

Calories : 282 kcal
Protéines : 2,5 g
Lipides : 0,4 g
Glucides : 75 g (dont sucres : 63 g)
Fibres alimentaires : 8 g
Vitamine B6 : 0,2 mg
Magnésium : 54 mg
Potassium : 656 mg
Fer : 1,02 mg

Les dattes sont riches en glucides et en fibres, ce qui en fait une bonne source d'énergie et de nutriments pour le corps.
Elles sont également riches en potassium, un minéral important pour le maintien de la fonction cardiaque et la régulation de la pression artérielle.
Les dattes contiennent également de la vitamine B6 et du fer, deux nutriments importants pour la production d'énergie et la formation de globules rouges.
Cependant, elles sont également riches en sucre, il convient donc de les consommer avec modération dans le cadre d'une alimentation équilibrée.

Durian

Le durian est un fruit tropical très populaire en Asie, notamment en Malaisie, en Indonésie, en Thaïlande et aux Philippines.

Voici les informations nutritionnelles pour une portion de 100 grammes de durian frais :

Calories : 147

Glucides : 27,09 g

Fibres : 3,8 g

Protéines : 1,47 g

Lipides : 5,33 g

Acides gras saturés : 3,528 g

Acides gras mono-insaturés : 0,471 g

Acides gras polyinsaturés : 0,527 g

Cholestérol : 0 mg

Sodium : 2 mg

Potassium : 436 mg

Vitamine C : 19,7 mg

Vitamine A : 44 IU

Calcium : 6 mg

Fer : 0,43 mg

Il est important de noter que le durian est riche en calories et en matières grasses, ce qui en fait un fruit à consommer avec modération si vous essayez de perdre du poids. Cependant, il est également riche en fibres, en potassium, en vitamine C et en antioxydants, ce qui peut aider à maintenir une bonne santé cardiovasculaire et digestive.

Figue

Les figues sont un fruit charnu et sucré,
qui est cultivé dans les régions chaudes
et subtropicales du monde.

Voici les informations nutritionnelles pour une portion de 100 grammes de figues fraîches :

Calories : 74

Glucides : 19 g

Fibres : 2,9 g

Protéines : 0,8 g

Lipides : 0,3 g

Acides gras saturés : 0,1 g

Acides gras mono-insaturés : 0,1 g

Acides gras polyinsaturés : 0,1 g

Cholestérol : 0 mg

Sodium : 1 mg

Potassium : 232 mg

Vitamine C : 2 mg

Vitamine A : 7 IU

Calcium : 35 mg

Fer : 0,4 mg

Les figues sont riches en fibres, en potassium et en antioxydants, ce qui peut aider à maintenir une bonne santé cardiovasculaire et digestive.

Elles contiennent également des vitamines et des minéraux importants, tels que le calcium et le fer.

Cependant, les figues sont également riches en sucre naturel, donc il est important de les consommer avec modération si vous essayez de contrôler votre consommation de sucre ou si vous êtes diabétique.

Figue de barbarie

La figue de Barbarie, également connue
sous le nom d'opuntia, est un fruit épineux
et charnu qui pousse sur des cactus dans
les régions chaudes et arides du monde.

Voici les informations nutritionnelles pour une portion de
100 grammes de figue de Barbarie fraîche :

Calories : 41

Glucides : 9,57 g

Fibres : 3,6 g

Protéines : 0,73 g

Lipides : 0,51 g

Acides gras saturés : 0,090 g

Acides gras mono-insaturés : 0,068 g

Acides gras polyinsaturés : 0,334 g

Cholestérol : 0 mg

Sodium : 5 mg

Potassium : 220 mg

Vitamine C : 14 mg

Vitamine A : 85 IU

Calcium : 56 mg

Fer : 0,61 mg

Les figues de Barbarie sont riches en fibres, en vitamine et
en antioxydants, ce qui peut aider à réduire l'inflammation
et à soutenir une bonne santé cardiovasculaire et
digestive. Elles contiennent également des minéraux
importants, tels que le calcium et le fer. Cependant, les
figues de Barbarie sont également riches en sucre naturel
et peuvent être difficiles à manipuler en raison des épines.

Fraise

Les fraises sont un fruit rouge sucré et juteux, qui est cultivé dans les régions tempérées du monde entier.

Voici les informations nutritionnelles pour une portion de 100 grammes de fraises fraîches :

Calories : 32
Glucides : 7,7 g
Fibres : 2 g
Protéines : 0,7 g
Lipides : 0,3 g
Acides gras saturés : 0 g
Acides gras mono-insaturés : 0,1 g
Acides gras polyinsaturés : 0,2 g
Cholestérol : 0 mg
Sodium : 1 mg
Potassium : 153 mg
Vitamine C : 58,8 mg
Vitamine A : 12 IU
Calcium : 16 mg
Fer : 0,4 mg

Les fraises sont riches en vitamine C, en fibres et en antioxydants, ce qui peut aider à réduire l'inflammation et à soutenir une bonne santé cardiovasculaire et digestive. Elles contiennent également des minéraux importants, tels que le potassium et le calcium.

Les fraises sont également faibles en calories, en glucides et en gras, ce qui en fait un choix sain pour les personnes soucieuses de leur poids.

Framboise

Les framboises sont des petits fruits rouges sucrés et parfumés, qui sont cultivés dans les régions tempérées du monde entier.

Voici les informations nutritionnelles pour une portion de 100 grammes de framboises fraîches :

Calories : 52
Glucides : 11,9 g
Fibres : 6,5 g
Protéines : 1,2 g
Lipides : 0,7 g
Acides gras saturés : 0 g
Acides gras mono-insaturés : 0,1 g
Acides gras polyinsaturés : 0,3 g
Cholestérol : 0 mg
Sodium : 1 mg
Potassium : 151 mg
Vitamine C : 26,2 mg
Vitamine A : 33 IU
Calcium : 25 mg
Fer : 0,7 mg

Les framboises sont riches en fibres, en vitamine C et en antioxydants, ce qui peut aider à réduire l'inflammation et à soutenir une bonne santé cardiovasculaire et digestive. Elles contiennent également des minéraux importants, tels que le potassium et le calcium. Les framboises sont également faibles en calories et en gras, ce qui en fait un choix sain pour les personnes soucieuses de leur poids.

Fruit de la passion

Le fruit de la passion, également appelé grenadille, est un fruit exotique sucré et parfumé, qui est cultivé dans les régions tropicales du monde entier

Voici les informations nutritionnelles pour une portion de 100 grammes de fruit de la passion frais :

Calories : 97
Glucides : 23,38 g
Fibres : 10,4 g
Protéines : 2,2 g
Lipides : 0,7 g
Acides gras saturés : 0,2 g
Acides gras mono-insaturés : 0,2 g
Acides gras polyinsaturés : 0,3 g
Cholestérol : 0 mg
Sodium : 28 mg
Potassium : 348 mg
Vitamine C : 30 mg
Vitamine A : 1274 IU
Calcium : 12 mg
Fer : 1,6 mg

Le fruit de la passion est une bonne source de fibres, de vitamine C et de vitamine A, ce qui peut aider à renforcer le système immunitaire et à favoriser une bonne santé cardiovasculaire et digestive. Il contient également des minéraux tels que le potassium et le fer.

Le fruit de la passion est également faible en gras et en calories, ce qui en fait un choix sain pour les personnes soucieuses de leur poids.

Cependant, il est important de noter que le fruit de la passion est riche en sucre naturel, donc il est recommandé de le consommer avec modération.

Goyave

La goyave est un fruit tropical doux et juteux, qui est cultivé dans les régions tropicales du monde entier.

Voici les informations nutritionnelles pour une portion de 100 grammes de goyave fraîche :

Calories : 68
Glucides : 14,32 g
Fibres : 5,4 g
Protéines : 2,55 g
Lipides : 0,95 g
Acides gras saturés : 0,27 g
Acides gras mono-insaturés : 0,09 g
Acides gras polyinsaturés : 0,46 g
Cholestérol : 0 mg
Sodium : 2 mg
Potassium : 417 mg
Vitamine C : 228,3 mg
Vitamine A : 624 IU
Calcium : 18 mg
Fer : 0,26 mg

La goyave est une excellente source de vitamine C, qui peut aider à renforcer le système immunitaire et à protéger contre les dommages cellulaires causés par les radicaux libres.
Elle est également riche en fibres, ce qui peut aider à soutenir une bonne digestion et à réguler les niveaux de sucre dans le sang.
La goyave contient également des minéraux importants tels que le potassium, le calcium et le fer. En outre, la goyave est faible en calories et en gras, ce qui en fait un choix sain pour les personnes soucieuses de leur poids.

Grenade

La grenade est un fruit rouge et juteux, qui est riche en antioxydants et en nutriments.

Voici les informations nutritionnelles pour une portion de 100 grammes de grenade fraîche :

Calories : 83
Glucides : 18,7 g
Fibres : 4 g
Protéines : 1,7 g
Lipides : 1,2 g
Acides gras saturés : 0,1 g
Acides gras mono-insaturés : 0,1 g
Acides gras polyinsaturés : 0,3 g
Cholestérol : 0 mg
Sodium : 3 mg
Potassium : 236 mg
Vitamine C : 10,2 mg
Vitamine K : 16,4 µg
Calcium : 10 mg
Fer : 0,3 mg

La grenade est une excellente source d'antioxydants, qui peuvent aider à protéger contre les dommages cellulaires causés par les radicaux libres.

Elle est également riche en fibres, ce qui peut aider à soutenir une bonne digestion et à réguler les niveaux de sucre dans le sang.

La grenade contient également des vitamines et des minéraux importants tels que la vitamine C, la vitamine K, le potassium et le fer.

En outre, la grenade est faible en calories et en gras, ce qui en fait un choix sain pour les personnes soucieuses de leur poids.

Grenadelle

La grenadelle, également appelée fruit de la passion ou maracuja, est un fruit tropical qui est riche en nutriments et en antioxydants.

Voici les informations nutritionnelles pour une portion de 100 grammes de grenadelle fraîche :

Calories : 97
Glucides : 23,4 g
Fibres : 10,4 g
Protéines : 2.2 g
Lipides : 0,7 g
Acides gras saturés : 0,2 g
Acides gras mono-insaturés : 0,1 g
Acides gras polyinsaturés : 0,3 g
Cholestérol : 0 mg
Sodium : 28 mg
Potassium : 348 mg
Vitamine C : 30,0 mg
Vitamine A : 1274 IU
Calcium : 12 mg
Fer : 1,6 mg

La grenadelle est une excellente source de fibres, ce qui peut aider à soutenir une bonne digestion et à réguler les niveaux de sucre dans le sang.

Elle est également riche en vitamine C, qui peut aider à renforcer le système immunitaire et à protéger contre les dommages cellulaires causés par les radicaux libres.

La grenadelle contient également des minéraux importants tels que le potassium, le calcium et le fer.

En outre, la grenadelle est faible en calories et en gras, ce qui en fait un choix sain pour les personnes soucieuses de leur poids.

Groseille

Il existe différents types de groseilles, mais voici les informations nutritionnelles pour une portion de 100 grammes de groseilles rouges fraîches :

Calories : 33
Glucides : 7,4 g
Fibres : 4,3 g
Protéines : 1,0 g
Lipides : 0,2 g
Acides gras saturés : 0 g
Acides gras mono-insaturés : 0 g
Acides gras polyinsaturés : 0,1 g
Cholestérol : 0 mg
Sodium : 1 mg
Potassium : 198 mg
Vitamine C : 41,0 mg
Vitamine A : 33 IU
Calcium : 25 mg
Fer : 0,3 mg
Les groseilles sont riches en fibres et en vitamine C, qui peuvent aider à soutenir une bonne digestion et à renforcer le système immunitaire.
Elles contiennent également des minéraux importants tels que le potassium, le calcium et le fer.
Les groseilles sont également faibles en calories et en gras, ce qui en fait un choix sain pour les personnes soucieuses de leur poids.

Guarana

Le guarana est une plante originaire d'Amérique du Sud, utilisée pour ses propriétés stimulantes et énergisantes.

Voici les informations nutritionnelles pour une portion de 100 grammes de poudre de guarana :

Calories : 346
Glucides : 68,9 g
Fibres : 42,5 g
Protéines : 12,4 g
Lipides : 2,4 g
Acides gras saturés : 0,5 g
Acides gras mono-insaturés : 0,4 g
Acides gras polyinsaturés : 1,1 g
Cholestérol : 0 mg
Sodium : 12 mg
Potassium : 1360 mg
Vitamine C : 0 mg
Vitamine A : 0 IU
Calcium : 30 mg
Fer : 5,8 mg

Le guarana est riche en caféine, qui peut aider à stimuler le système nerveux et à augmenter la vigilance et la concentration.

Il contient également des tanins, des saponines et des xanthines, qui ont des propriétés antioxydantes et anti-inflammatoires.

Le guarana est également riche en fibres et en protéines, qui peuvent aider à soutenir une bonne digestion et à réguler les niveaux de sucre dans le sang.

Cependant, en raison de sa teneur en caféine élevée, il est important de consommer le guarana avec modération et de ne pas en abuser.

Jacquier

Le jacquier est un fruit exotique originaire d'Asie du Sud-Est.

Voici les informations nutritionnelles pour une portion de 100 grammes de pulpe de jacquier :

Calories : 95
Glucides : 23,5 g
Fibres : 1,5 g
Protéines : 1,7 g
Lipides : 0,3 g
Acides gras saturés : 0,1 g
Acides gras mono-insaturés : 0,1 g
Acides gras polyinsaturés : 0,1 g
Cholestérol : 0 mg
Sodium : 3 mg
Potassium : 448 mg
Vitamine C : 13,7 mg
Vitamine A : 2 IU
Calcium : 34 mg
Fer : 0,6 mg

Le jacquier est riche en glucides, en particulier en sucres naturels tels que le fructose et le glucose.

Il contient également des fibres, qui peuvent aider à soutenir une bonne digestion et à réguler les niveaux de sucre dans le sang. Le jacquier est également riche en potassium, un minéral important pour la régulation de la pression artérielle et la fonction musculaire.

Il contient également des vitamines et des minéraux essentiels tels que la vitamine C, le calcium et le fer. Cependant, le jacquier est également assez calorique, il est donc important de le consommer avec modération, en particulier si vous êtes soucieux de votre poids.

Jambolan

Le jambolan (ou jamun) est un fruit
originaire d'Inde.

Voici les informations nutritionnelles pour une portion de
100 grammes de jambolan :

Calories : 60
Glucides : 14,5 g
Fibres : 0,6 g
Protéines : 0,6 g
Lipides : 0,2 g
Acides gras saturés : 0,1 g
Acides gras mono-insaturés : 0,1 g
Acides gras polyinsaturés : 0 g
Cholestérol : 0 mg
Sodium : 14 mg
Potassium : 79 mg
Vitamine C : 14,3 mg
Vitamine A : 5 IU
Calcium : 15 mg
Fer : 0,3 mg

Le jambolan est riche en glucides et en sucres naturels tels que le fructose et le glucose.

Il contient également des vitamines et des minéraux essentiels tels que la vitamine C, le calcium et le fer.

Le jambolan est également riche en antioxydants, qui peuvent aider à protéger les cellules contre les dommages causés par les radicaux libres.

Certaines études ont également suggéré que le jambolan pourrait avoir des effets bénéfiques sur la régulation de la glycémie, ce qui pourrait être utile pour les personnes atteintes de diabète.

Cependant, davantage de recherches sont nécessaires pour confirmer ces résultats.

Jujube

Le jujube (ou datte chinoise) est un fruit originaire d'Asie.

Voici les informations nutritionnelles pour une portion de 100 grammes de jujube :

Calories : 79
Glucides : 20,2 g
Fibres : 3,6 g
Protéines : 1,2 g
Lipides : 0,2 g
Acides gras saturés : 0 g
Acides gras mono-insaturés : 0,1 g
Acides gras polyinsaturés : 0,1 g
Cholestérol : 0 mg
Sodium : 3 mg
Potassium : 250 mg
Vitamine C : 69 mg
Vitamine A : 0 IU
Calcium : 16 mg
Fer : 0,4 mg

Le jujube est riche en glucides, en particulier en sucres naturels tels que le fructose et le glucose.
Il est également une bonne source de fibres, qui peuvent aider à soutenir une bonne digestion et à réguler les niveaux de sucre dans le sang.
Le jujube est également riche en vitamine C, un antioxydant important pour la santé immunitaire et la santé de la peau. Il contient également des minéraux essentiels tels que le potassium et le calcium.
Le jujube est également considéré comme ayant des propriétés médicinales dans certaines cultures traditionnelles, mais il est important de consulter un professionnel de la santé avant d'utiliser le jujube ou tout autre remède à base de plantes pour traiter une maladie.

Kaki

Le kaki est un fruit originaire de Chine et du Japon.

Voici les informations nutritionnelles pour une portion de 100 grammes de kaki :

Calories : 70
Glucides : 18,6 g
Fibres : 1,6 g
Protéines : 0,6 g
Lipides : 0,2 g
Acides gras saturés : 0 g
Acides gras mono-insaturés : 0,1 g
Acides gras polyinsaturés : 0,1 g
Cholestérol : 0 mg
Sodium : 1 mg
Potassium : 191 mg
Vitamine C : 7,5 mg
Vitamine A : 81 IU
Calcium : 8 mg
Fer : 0,1 mg

Le kaki est riche en glucides et en sucres naturels tels que le fructose et le glucose.

Il contient également des fibres alimentaires, qui peuvent aider à soutenir une bonne digestion et à réguler les niveaux de sucre dans le sang.

Le kaki est également une bonne source de vitamine A, qui est importante pour la santé des yeux et la santé de la peau.

Il contient également de la vitamine C, un antioxydant important pour la santé immunitaire et la santé de la peau, ainsi que des minéraux essentiels tels que le potassium.

Kiwi

Le kiwi est un fruit originaire de Chine.

Voici les informations nutritionnelles pour une portion de 100 grammes de kiwi :

Calories : 61
Glucides : 14,7 g
Fibres : 3 g
Protéines : 1,1 g
Lipides : 0,5 g
Acides gras saturés : 0,1 g
Acides gras mono-insaturés : 0,1 g
Acides gras polyinsaturés : 0,2 g
Cholestérol : 0 mg
Sodium : 3 mg
Potassium : 312 mg
Vitamine C : 92,7 mg
Vitamine A : 87 IU
Calcium : 34 mg
Fer : 0,3 mg

Le kiwi est riche en vitamine C, un antioxydant important pour la santé immunitaire et la santé de la peau.

Il contient également des fibres alimentaires, qui peuvent aider à soutenir une bonne digestion et à réguler les niveaux de sucre dans le sang.

Le kiwi est également une bonne source de potassium, un minéral essentiel pour la santé cardiaque et la fonction musculaire.

Il contient également des acides gras polyinsaturés, qui sont des graisses saines pour le cœur.

Le kiwi est également faible en calories et en gras, ce qui en fait un excellent choix pour ceux qui cherchent à maintenir un poids santé.

Kumquat

Le kumquat est un fruit d'origine asiatique qui est principalement consommé avec sa peau comestible.

Voici les informations nutritionnelles pour une portion de 100 grammes de kumquat :

Calories : 71
Glucides : 16,8 g
Fibres : 6,5 g
Protéines : 1,9 g
Lipides : 0,9 g
Acides gras saturés : 0,2 g
Acides gras mono-insaturés : 0,2 g
Acides gras polyinsaturés : 0,4 g
Cholestérol : 0 mg
Sodium : 10 mg
Potassium : 250 mg
Vitamine C : 43,9 mg
Vitamine A : 33 IU
Calcium : 62 mg
Fer : 0,9 mg

Le kumquat est riche en fibres alimentaires, qui peuvent aider à soutenir une bonne digestion et à réguler les niveaux de sucre dans le sang.

Il est également une bonne source de vitamine C, un antioxydant important pour la santé immunitaire et la santé de la peau.

Le kumquat contient également des acides gras polyinsaturés, qui sont des graisses saines pour le cœur.

Il est également faible en calories et en gras, ce qui en fait un excellent choix pour ceux qui cherchent à maintenir un poids santé.

Le kumquat est également une source de calcium, important pour la santé des os et des dents.

Limequat

Le limequat est un fruit hybride, issu du croisement entre une lime et un kumquat.

Voici les informations nutritionnelles pour une portion de 100 grammes de limequat :

Calories : 47
Glucides : 12,3 g
Fibres : 4,9 g
Protéines : 1,5 g
Lipides : 0,2 g
Acides gras saturés : 0 g
Acides gras mono-insaturés : 0 g
Acides gras polyinsaturés : 0,1 g
Cholestérol : 0 mg
Sodium : 8 mg
Potassium : 348 mg
Vitamine C : 29,5 mg
Vitamine A : 80 IU
Calcium : 34 mg
Fer : 0,7 mg

Le limequat est riche en fibres alimentaires, qui peuvent aider à soutenir une bonne digestion et à réguler les niveaux de sucre dans le sang.

Il est également une bonne source de potassium, important pour la santé cardiaque et la fonction musculaire.

Le limequat contient également des vitamines A et C, deux antioxydants importants pour la santé immunitaire et la santé de la peau.

Il est également faible en calories et en gras, ce qui en fait un excellent choix pour ceux qui cherchent à maintenir un poids santé.

Le limequat est également une source de fer, important pour la production de globules rouges dans le sang.

Litchi

Le litchi est un fruit exotique qui est
riche en nutriments et en antioxydants.

Voici les valeurs nutritionnelles pour 100 grammes de
litchi frais :
Calories : 66 kcal
Glucides : 16,5 g
Fibres : 1,3 g
Protéines : 0,8 g
Lipides : 0,4 g
Vitamine C : 71,5 mg
Vitamine B6 : 0,1 mg
Vitamine B9 : 14 µg
Potassium : 171 mg
Calcium : 5 mg
Fer : 0,3 mg
Le litchi est également riche en polyphénols et en
flavonoïdes, qui sont des antioxydants puissants qui
peuvent aider à prévenir les maladies chroniques. En
outre, le litchi est également une source de composés
phytochimiques qui peuvent aider à améliorer la fonction
immunitaire et à réduire l'inflammation.
Cependant, il est important de noter que le litchi contient
également une substance appelée hypoglycine A, qui
peut être toxique pour les personnes souffrant de
certaines conditions
médicales, comme la maladie de McArdle.
Il est donc important de consulter un professionnel de la
santé avant de consommer du litchi régulièrement.

Lingonberry

Les lingonberries, également connues sous le nom de canneberges rouges, sont des petits fruits rouges acidulés qui sont riches en nutriments et en antioxydants.

Voici les valeurs nutritionnelles pour 100 grammes de lingonberries fraîches :

Calories : 43 kcal

Glucides : 9,6 g

Fibres : 3,3 g

Protéines : 0,7 g

Lipides : 0,3 g

Vitamine C : 16,7 mg

Vitamine K : 41,8 µg

Vitamine E : 1,2 mg

Potassium : 214 mg

Calcium : 13 mg

Fer : 0,4 mg

Les lingonberries sont également riches en anthocyanes, en proanthocyanidines et en flavonoïdes, qui sont des antioxydants puissants qui peuvent aider à prévenir les maladies chroniques et à améliorer la santé cardiovasculaire.

En outre, les lingonberries sont également une source de composés phytochimiques qui peuvent aider à réduire l'inflammation et à améliorer la santé digestive.

Les lingonberries sont souvent consommées sous forme de confitures ou de jus, mais elles peuvent également être utilisées dans des sauces pour accompagner des plats salés.

Longane

Le longane est un fruit exotique originaire d'Asie du Sud-Est, également connu sous le nom de "œil de dragon".

Voici les valeurs nutritionnelles pour 100 grammes de longanes frais :

Calories : 60 kcal
Glucides : 15 g
Fibres : 1.1 g
Protéines : 1.3 g
Lipides : 0.1 g
Vitamine C : 84 mg
Vitamine B2 : 0.1 mg
Vitamine B3 : 0.6 mg
Potassium : 266 mg
Calcium : 5 mg
Fer : 0.3 mg

Le longane est également riche en polyphénols et en flavonoïdes, qui sont des antioxydants puissants qui peuvent aider à prévenir les maladies chroniques et à améliorer la santé cardiovasculaire.

le longane est également une source de composés phytochimiques qui peuvent aider à améliorer la fonction immunitaire et à réduire l'inflammation.

Le longane est souvent consommé frais, mais peut également être utilisé dans des plats sucrés et salés.

Mabolo

Le mabolo est un fruit exotique qui est principalement cultivé dans les régions tropicales d'Asie du Sud-Est.

Voici les valeurs nutritionnelles pour 100 grammes de mabolo frais :

Calories : 87 kcal
Glucides : 22,5 g
Fibres : 1,5 g
Protéines : 0,8 g
Lipides : 0,2 g
Vitamine C : 16,3 mg
Vitamine A : 54,8 µg
Potassium : 270 mg
Calcium : 13 mg
Fer : 0,7 mg

Le mabolo est également riche en antioxydants, en particulier en polyphénols, qui peuvent aider à prévenir les dommages causés par les radicaux libres dans l'organisme.
le mabolo est une source de fibres, ce qui peut aider à améliorer la santé digestive. Le mabolo est généralement consommé frais et peut être utilisé dans des smoothies, des jus ou des desserts.
Cependant, comme il est rarement disponible en dehors de son aire de culture, il peut être difficile de trouver du mabolo dans certaines régions.

Mammea

Le mammea est un fruit tropical originaire d'Amérique centrale et des Caraïbes, qui est également connu sous le nom de mamey sapote.

Voici les valeurs nutritionnelles pour 100 grammes de mammea frais :

Calories : 60 kcal
Glucides : 13,4 g
Fibres : 5,5 g
Protéines : 1,5 g
Lipides : 0,7 g
Vitamine C : 22,2 mg
Vitamine A : 91,7 µg
Vitamine B6 : 0,2 mg
Potassium : 373 mg
Calcium : 21 mg
Fer : 0,5 mg
Le mammea est également riche en antioxydants, en particulier en caroténoïdes, qui peuvent aider à prévenir les dommages causés par les radicaux libres dans l'organisme. En outre, le mammea est une source de fibres, de vitamines et de minéraux, ce qui en fait un fruit nutritif. Le mammea est généralement consommé frais et peut être utilisé dans des smoothies, des jus, des sorbets ou des desserts. Cependant, comme il est souvent difficile à trouver en dehors de son aire de culture, il peut être rare et cher dans certaines régions.

Mangoustan

Le mangoustan est un fruit tropical originaire d'Asie du Sud-Est, qui est également connu sous le nom de "reine des fruits".

Voici les valeurs nutritionnelles pour 100 grammes de mangoustan frais :

Calories : 73 kcal
Glucides : 17,9 g
Fibres : 1,8 g
Protéines : 0,5 g
Lipides : 0,6 g
Vitamine C : 12 mg
Vitamine B1 : 0,1 mg
Vitamine B2 : 0,1 mg
Potassium : 48 mg
Calcium : 8 mg
Fer : 0,3 mg

Le mangoustan est également riche en antioxydants, en particulier en xanthones, qui peuvent aider à prévenir les dommages causés par les radicaux libres dans l'organisme. En outre, le mangoustan est une source de fibres, de vitamines et de minéraux, ce qui en fait un fruit nutritif. Le mangoustan est généralement consommé frais et peut être utilisé dans des smoothies, des jus, des salades de fruits ou des desserts. Cependant, comme il est souvent difficile à trouver en dehors de son aire de culture, il peut être rare et cher dans certaines régions.

Mangue

La mangue est un fruit tropical sucré et juteux qui est cultivé dans de nombreuses régions du monde.

Voici les valeurs nutritionnelles pour 100 grammes de mangue fraîche :

Calories : 65 kcal
Glucides : 17,0 g
Fibres : 1,8 g
Protéines : 0,5 g
Lipides : 0,3 g
Vitamine C : 36,4 mg
Vitamine A : 54,6 µg
Vitamine B6 : 0,1 mg
Vitamine E : 0,9 mg
Potassium : 168 mg
Calcium : 11 mg
Fer : 0,2 mg

La mangue est également riche en antioxydants, en particulier en caroténoïdes et en vitamine C, qui peuvent aider à prévenir les dommages causés par les radicaux libres dans l'organisme. En outre, la mangue est une source de fibres, de vitamines et de minéraux, ce qui en fait un fruit nutritif. La mangue peut être consommée fraîche, mais elle peut également être utilisée pour préparer des smoothies, des jus, des salades de fruits ou des desserts. Cependant, comme la mangue est souvent importée dans certaines régions, elle peut être plus chère et moins disponible selon les saisons.

Melon

Le melon est un fruit d'été rafraîchissant
et juteux qui est cultivé dans de
nombreuses régions du monde.

Voici les valeurs nutritionnelles pour 100 grammes de
melon frais :

Calories : 34 kcal
Glucides : 7,4 g
Fibres : 0,9 g
Protéines : 0,9 g
Lipides : 0,2 g
Vitamine C : 36,7 mg
Vitamine A : 264 µg
Vitamine B6 : 0,1 mg
Vitamine K : 2,5 µg
Potassium : 267 mg
Calcium : 9 mg
Fer : 0,2 mg

Le melon est également riche en antioxydants,
en particulier en caroténoïdes, qui peuvent aider à
prévenir les dommages causés par les radicaux libres dans
l'organisme. En outre, le melon est une source de fibres, de
vitamines et de minéraux, ce qui en fait un fruit nutritif. Le
melon peut être consommé frais, mais il peut
également être utilisé pour préparer des salades de fruits,
des smoothies, des sorbets ou des desserts. Le melon est
également faible en calories et riche en eau, ce qui en fait
un choix idéal pour les personnes qui cherchent à
maintenir un régime alimentaire sain et équilibré.

Mûre

Les mûres sont des petits fruits noirs qui
poussent sur des buissons sauvages ou
cultivés.

Voici les valeurs nutritionnelles pour 100 grammes de mûres
fraîches :

Calories : 43 kcal
Glucides : 9,6 g
Fibres : 5,3 g
Protéines : 1,4 g
Lipides : 0,5 g
Vitamine C : 21 mg
Vitamine K : 19,8 µg
Vitamine E : 0,9 mg
Potassium : 162 mg
Calcium : 32 mg
Fer : 0,7 mg
Les mûres sont également riches en antioxydants, en
particulier en anthocyanes, qui leur donnent leur couleur
foncée et qui peuvent aider à prévenir les dommages
causés par les radicaux libres dans l'organisme. En outre,
les mûres sont une source de fibres, de vitamines et de
minéraux, ce qui en fait un fruit nutritif. Les mûres peuvent
être consommées fraîches, mais elles sont également
utilisées pour préparer des confitures, des gelées, des tartes
ou des desserts. Les mûres sont également souvent utilisées
pour parfumer des boissons, des glaces ou des yaourts.

Myrtille

Les myrtilles sont des petits fruits bleus foncés qui poussent sur des arbustes sauvages ou cultivés.

Voici les valeurs nutritionnelles pour 100 grammes de myrtilles fraîches :

Calories : 57 kcal
Glucides : 14,5 g
Fibres : 2,4 g
Protéines : 0,7 g
Lipides : 0,3 g
Vitamine C : 9,7 mg
Vitamine K : 19,3 µg
Vitamine E : 0,6 mg
Potassium : 77 mg
Calcium : 6 mg
Fer : 0,3 mg

Les myrtilles sont également riches en antioxydants, en particulier en anthocyanes, qui leur donnent leur couleur foncée et qui peuvent aider à prévenir les dommages causés par les radicaux libres dans l'organisme. En outre, les myrtilles sont une source de fibres, de vitamines et de minéraux, ce qui en fait un fruit nutritif. Les myrtilles peuvent être consommées fraîches, mais elles sont également utilisées pour préparer des confitures, des gelées, des tartes ou des desserts. Les myrtilles sont également souvent utilisées pour parfumer des boissons, des glaces ou des yaourts.

Naranjilla

La naranjilla, également connue sous le
nom de "lulo", est un fruit tropical
originaire d'Amérique du Sud.

Voici les valeurs nutritionnelles pour 100 grammes de
naranjilla fraîche :

Calories : 44 kcal
Glucides : 8,1 g
Fibres : 2,7 g
Protéines : 1,4 g
Lipides : 0,5 g
Vitamine C : 36,4 mg
Vitamine A : 170 µg
Vitamine B3 : 0,6 mg
Potassium : 333 mg
Calcium : 17 mg
Fer : 0,4 mg
La naranjilla est également riche en antioxydants,
en particulier en caroténoïdes et en vitamine C, qui
peuvent aider à prévenir les dommages causés par les
radicaux libres dans l'organisme. En outre, la naranjilla est
une source de fibres, de vitamines et de minéraux, ce qui
en fait un fruit nutritif. La naranjilla est souvent utilisée
pour préparer des jus de fruits frais, des smoothies ou des
desserts. Elle peut également être utilisée dans des
préparations salées, comme les sauces ou les marinades.

Nashi

Le nashi, également appelé poire asiatique, est un fruit originaire d'Asie de l'Est.

Voici les valeurs nutritionnelles pour 100 grammes de nashi frais :

Calories : 42 kcal
Glucides : 10,6 g
Fibres : 2,3 g
Protéines : 0,4 g
Lipides : 0,2 g
Vitamine C : 4,4 mg
Vitamine K : 4,5 µg
Potassium : 116 mg
Calcium : 4 mg
Fer : 0,1 mg

Le nashi est également une bonne source de fibres, ce qui en fait un fruit nutritif. Il est également faible en calories et en matières grasses.
Le nashi peut être consommé frais, mais il est également utilisé dans les salades de fruits ou les desserts.
Il est également souvent utilisé dans la cuisine asiatique, en particulier dans les plats sucrés-salés, les soupes et les sauces.

Nectarine

La nectarine est un fruit d'été qui ressemble à une pêche, mais avec une peau lisse.

Voici les valeurs nutritionnelles pour 100 grammes de nectarine fraîche :

Calories : 44 kcal

Glucides : 10,6 g

Fibres : 1,7 g

Protéines : 1,1 g

Lipides : 0,3 g

Vitamine C : 5,4 mg

Vitamine A : 240 UI

Vitamine K : 2,2 µg

Potassium : 201 mg

Calcium : 6 mg

Fer : 0,3 mg

Les nectarines sont également riches en antioxydants, en particulier en caroténoïdes, qui peuvent aider à prévenir les dommages causés par les radicaux libres dans l'organisme.

En outre, les nectarines sont une source de fibres, de vitamines et de minéraux, ce qui en fait un fruit nutritif.

Les nectarines peuvent être consommées fraîches, mais elles sont également utilisées pour préparer des confitures, des gelées, des tartes ou des desserts.

Noix

Les noix sont un fruit à coque qui contient une grande quantité de nutriments bénéfiques pour la santé.

Voici les valeurs nutritionnelles pour 100 grammes de noix :

Calories : 654 kcal

Glucides : 13,7 g

Fibres : 6,7 g

Protéines : 15,2 g

Lipides : 65,2 g

Vitamine E : 2,6 mg

Vitamine B6 : 0,7 mg

Thiamine : 0,5 mg

Riboflavine : 0,1 mg

Niacine : 1,1 mg

Magnésium : 158 mg

Potassium : 441 mg

Calcium : 70 mg

Fer : 2,9 mg

Zinc : 2,4 mg

Les noix sont riches en graisses insaturées, en fibres et en protéines, ce qui en fait un aliment nutritif. Elles sont également riches en antioxydants, en particulier en vitamine E, qui peut aider à protéger les cellules contre les dommages causés par les radicaux libres. Les noix peuvent être consommées crues ou grillées, comme collation ou utilisées pour préparer des desserts ou des plats salés. Cependant, il convient de noter que les noix sont également riches en calories, il est donc recommandé de les consommer avec modération pour éviter une prise de poids excessive.

Noix de cajou

Les noix de cajou sont un fruit à coque populaire en cuisine, avec une texture crémeuse et une saveur douce.

Voici les valeurs nutritionnelles pour 100 grammes de noix de cajou :

Calories : 553 kcal
Glucides : 30,2 g
Fibres : 3,3 g
Protéines : 18,2 g
Lipides : 43,9 g
Vitamine E : 0,9 mg
Vitamine B6 : 0,4 mg
Thiamine : 0,4 mg
Riboflavine : 0,1 mg
Niacine : 1,1 mg
Magnésium : 292 mg
Potassium : 660 mg
Calcium : 37 mg
Fer : 6,7 mg
Zinc : 5,8 mg

Les noix de cajou sont riches en protéines, en graisses insaturées, en fibres et en minéraux tels que le magnésium, le potassium et le fer. Elles peuvent également aider à réduire le taux de cholestérol dans le sang en raison de leur teneur en graisses insaturées. Les noix de cajou peuvent être consommées crues ou grillées, salées ou non salées, comme collation ou utilisées pour préparer des plats salés ou sucrés. Cependant, il convient de noter que les noix de cajou sont également riches en calories et en graisses, il est donc recommandé de les consommer avec modération pour éviter une prise de poids excessive.

Olive

Les olives sont des fruits utilisés pour produire de l'huile d'olive ou consommés directement comme ingrédient ou en collation.

Voici les valeurs nutritionnelles pour 100 grammes d'olives :

Calories : 115 kcal
Glucides : 6,3 g
Fibres : 3,2 g
Protéines : 0,8 g
Lipides : 10,7 g
Vitamine E : 3,8 mg
Vitamine K : 1,4 µg
Thiamine : 0,0 mg
Riboflavine : 0,0 mg
Niacine : 0,2 mg
Magnésium : 11 mg
Potassium : 88 mg
Calcium : 52 mg
Fer : 0,5 mg
Zinc : 0,2 mg

Les olives sont riches en graisses monoinsaturées et en antioxydants, en particulier la vitamine E. Elles peuvent aider à réduire le risque de maladies cardiovasculaires et à protéger les cellules contre les dommages causés par les radicaux libres. Cependant, les olives sont également riches en sodium en raison du processus de conservation, il est donc recommandé de les consommer avec modération si vous devez limiter votre consommation de sodium.

Orange

Les oranges sont des fruits d'agrumes populaires, riches en vitamines et minéraux essentiels.

Voici les valeurs nutritionnelles pour 100 grammes d'oranges :

Calories : 47 kcal
Glucides : 11,8 g
Fibres : 2,4 g
Protéines : 0,9 g
Lipides : 0,1 g
Vitamine C : 53,2 mg
Vitamine A : 11 µg
Vitamine E : 0,2 mg
Vitamine K : 0,0 µg
Thiamine : 0,1 mg
Riboflavine : 0,1 mg
Niacine : 0,3 mg
Magnésium : 10 mg
Potassium : 181 mg
Calcium : 40 mg
Fer : 0,1 mg

Les oranges sont riches en vitamine C, un antioxydant important qui peut aider à renforcer le système immunitaire et à protéger les cellules contre les dommages causés par les radicaux libres.

Les oranges sont également une bonne source de fibres, qui peuvent aider à réguler la digestion et à maintenir un taux de sucre sanguin stable.

Les oranges peuvent être consommées comme collation ou utilisées pour préparer des jus, des salades de fruits ou des plats salés.

Il est recommandé de manger des oranges entières plutôt que de les boire sous forme de jus pour bénéficier de la teneur en fibres de la pulpe.

Pamplemousse

Les pamplemousses sont également des agrumes riches en vitamines et minéraux.

valeurs nutritionnelles pour 100 grammes de pamplemousse :

Calories : 42 kcal
Glucides : 10,7 g
Fibres : 1,1 g
Protéines : 0,8 g
Lipides : 0,1 g
Vitamine C : 31,2 mg
Vitamine A : 12 µg
Vitamine E : 0,1 mg
Vitamine K : 0,0 µg
Thiamine : 0,0 mg
Riboflavine : 0,0 mg
Niacine : 0,2 mg
Magnésium : 9 mg
Potassium : 148 mg
Calcium : 22 mg
Fer : 0,1 mg

Les pamplemousses contiennent également des antioxydants importants comme la vitamine C et le lycopène.

Ils peuvent aider à renforcer le système immunitaire, à réduire le risque de maladies chroniques et à protéger les cellules contre les dommages causés par les radicaux libres. Comme les oranges, les pamplemousses peuvent être consommés comme collation ou utilisés pour préparer des jus, des salades de fruits ou des plats salés. Il est recommandé de manger des pamplemousses entiers plutôt que de les boire sous forme de jus pour bénéficier de la teneur en fibres de la pulpe.

Papaye

La papaye est un fruit tropical doux et juteux, riche en vitamines et minéraux.

Voici les valeurs nutritionnelles pour 100 grammes de papaye :

Calories : 43 kcal
Glucides : 10,8 g
Fibres : 1,7 g
Protéines : 0,5 g
Lipides : 0,1 g
Vitamine C : 61,8 mg
Vitamine A : 950 µg
Vitamine E : 0,3 mg
Vitamine K : 2,6 µg
Thiamine : 0,0 mg
Riboflavine : 0,1 mg
Niacine : 0,4 mg
Magnésium : 21 mg
Potassium : 257 mg
Calcium : 20 mg
Fer : 0,3 mg

La papaye est particulièrement riche en vitamine C et en vitamine A, deux antioxydants importants qui peuvent aider à renforcer le système immunitaire et à protéger les cellules contre les dommages causés par les radicaux libres.

La papaye est également une bonne source de fibres, qui peuvent aider à réguler la digestion et à maintenir un taux de sucre sanguin stable.

Elle contient également une enzyme appelée papaïne, qui peut aider à digérer les protéines.

La papaye peut être consommée crue, en salade de fruits ou cuite dans des plats sucrés ou salés.

Pastèque

La pastèque est un fruit rafraîchissant et juteux, riche en eau, en vitamines et en minéraux.
Voici les valeurs nutritionnelles pour 100 grammes de pastèque :

Calories : 30 kcal
Glucides : 7,6 g
Fibres : 0,4 g
Protéines : 0,6 g
Lipides : 0,2 g
Vitamine C : 8,1 mg
Vitamine A : 28 µg
Vitamine E : 0,1 mg
Vitamine K : 0,1 µg
Thiamine : 0,0 mg
Riboflavine : 0,0 mg
Niacine : 0,2 mg
Magnésium : 10 mg
Potassium : 112 mg
Calcium : 7 mg
Fer : 0,2 mg

La pastèque est particulièrement riche en eau, ce qui en fait un fruit très hydratant.
Elle est également riche en antioxydants, tels que la vitamine C et le lycopène, qui peuvent aider à protéger les cellules contre les dommages causés par les radicaux libres.
La pastèque est faible en calories et en gras, ce qui en fait un excellent choix pour les personnes qui cherchent à perdre du poids ou à maintenir un poids santé.
Elle peut être consommée crue en dés, en tranches ou en jus, ou utilisée pour préparer des salades de fruits et des smoothies.

Pêche

La pêche est un fruit juteux et sucré, riche en vitamines et minéraux.

Voici les valeurs nutritionnelles pour 100 grammes de pêche :

Calories : 39 kcal
Glucides : 9,5 g
Fibres : 1,5 g
Protéines : 0,9 g
Lipides : 0,3 g
Vitamine C : 6,6 mg
Vitamine A : 326 µg
Vitamine E : 0,7 mg
Vitamine K : 2,6 µg
Thiamine : 0,0 mg
Riboflavine : 0,0 mg
Niacine : 0,9 mg
Magnésium : 9 mg
Potassium : 190 mg
Calcium : 6 mg
Fer : 0,2 mg

Les pêches sont particulièrement riches en vitamine A, qui est importante pour la santé des yeux, de la peau et du système immunitaire. Elles contiennent également de la vitamine C, qui est un antioxydant important pour le système immunitaire et la santé de la peau. Les pêches sont également riches en fibres, qui peuvent aider à réguler la digestion et à maintenir un taux de sucre sanguin stable. Les pêches peuvent être consommées crues en dés, en tranches ou en salades de fruits, ou utilisées pour préparer des desserts tels que des tartes et des compotes.

Physalis

La physalis est un petit fruit originaire d'Amérique du Sud, également appelé baie d'or ou amour en cage.

Voici les valeurs nutritionnelles pour 100 grammes de physalis :

Calories : 53 kcal
Glucides : 11,2 g
Fibres : 1,9 g
Protéines : 1,9 g
Lipides : 0,7 g
Vitamine C : 20 mg
Vitamine A : 42 µg
Vitamine K : 7,5 µg
Thiamine : 0,0 mg
Riboflavine : 0,0 mg
Niacine : 1,1 mg
Magnésium : 29 mg
Potassium : 485 mg
Calcium : 9 mg
Fer : 1,2 mg

Les physalis sont riches en vitamine C, qui est importante pour le système immunitaire, la santé de la peau et la cicatrisation des plaies. Ils sont également riches en fer, qui est essentiel pour la formation de globules rouges et le transport de l'oxygène dans le corps. Les physalis contiennent également des antioxydants, tels que la vitamine A et la vitamine K, qui peuvent aider à protéger les cellules contre les dommages causés par les radicaux libres. Les physalis peuvent être consommées crues, telles quelles ou en salades de fruits, ou utilisées pour préparer des confitures et des desserts.

Pignons de pin

Les pignons de pin sont des graines comestibles qui proviennent des cônes de certains types de pins.

Voici les valeurs nutritionnelles pour 100 grammes de pignons de pin :

Calories : 629 kcal
Glucides : 13,1 g
Fibres : 3,7 g
Protéines : 13,7 g
Lipides : 60,4 g (dont acides gras saturés : 4,9 g, acides gras mono-insaturés : 19,7 g, acides gras polyinsaturés : 29,3 g)
Vitamine E : 9,3 mg
Thiamine : 0,4 mg
Riboflavine : 0,2 mg
Niacine : 4,5 mg
Magnésium : 251 mg
Potassium : 597 mg
Calcium : 16 mg
Fer : 5,5 mg
Zinc : 6,5 mg

Les pignons de pin sont riches en lipides, mais ce sont des graisses insaturées saines pour le cœur. Ils sont également riches en protéines et en fibres, ce qui peut aider à augmenter la satiété.

Les pignons de pin contiennent également des antioxydants, tels que la vitamine E, qui peuvent aider à protéger les cellules contre les dommages causés par les radicaux libres.

Les pignons de pin peuvent être consommés tels quels ou utilisés pour préparer des plats comme les pestos, les salades et les sauces.

Pitahaya

La pitahaya, également connue sous le nom de fruit du dragon, est une excellente source de nutriments et de fibres.

Voici les valeurs nutritionnelles pour 100 grammes de pitahaya fraîche :

Calories : 60
Glucides : 13 g
Fibres : 3 g
Protéines : 1 g
Lipides : 0,4 g
Vitamine C : 34%
Vitamine B2 : 9%
Fer : 4% de l'AJR
Magnésium : 5%

La pitahaya est également riche en antioxydants, en particulier les polyphénols, qui peuvent aider à protéger les cellules contre les dommages causés par les radicaux libres. De plus, la pitahaya contient des fibres solubles, qui peuvent aider à réduire le taux de cholestérol dans le sang et à maintenir un système digestif sain.

Pitanga

La pitanga est un fruit tropical originaire
d'Amérique du Sud, également connu
sous le nom de cerise des Antilles ou
cerise de Cayenne.

Voici les valeurs nutritionnelles pour 100 grammes de
pitanga fraîche :

Calories : 29
Glucides : 6,8 g
Fibres : 1,8 g
Protéines : 0,5 g
Lipides : 0,4 g
Vitamine C : 43%
Vitamine A : 14%
Calcium : 1%
Fer : 2%

La pitanga est une excellente source de vitamine C,
qui peut aider à renforcer le système immunitaire et à
protéger les cellules contre les dommages causés par les
radicaux libres.
Elle contient également des caroténoïdes, des composés
qui peuvent aider à protéger la vision et la santé de la
peau.
La pitanga est également riche en fibres, ce qui peut aider
à réguler la digestion et à maintenir un taux de cholestérol
sain.

Poire

La poire est un fruit juteux et délicieux,

les valeurs nutritionnelles pour 100 grammes de poire crue :

Calories : 57
Glucides : 15 g
Fibres : 3,1 g
Protéines : 0,4 g
Lipides : 0,2 g
Vitamine C : 4%
Vitamine K : 6%
Potassium : 3%

Les poires sont également riches en eau, ce qui peut aider à maintenir une hydratation adéquate et à soutenir une digestion saine.
Les fibres dans les poires peuvent aider à réguler la digestion, à réduire le taux de cholestérol sanguin et à prévenir les maladies cardiovasculaires.
Les poires contiennent également des antioxydants tels que les flavonoïdes et les acides hydroxycinnamiques, qui peuvent aider à protéger les cellules contre les dommages causés par les radicaux libres.

Pomme

La pomme est un fruit populaire et riche en nutriments

Voici les valeurs nutritionnelles pour 100 grammes de pomme crue :

Calories : 52
Glucides : 14 g
Fibres : 2,4 g
Protéines : 0,3 g
Lipides : 0,2 g
Vitamine C : 5%
Vitamine K : 2%
Potassium : 1%

Les pommes sont également riches en polyphénols, des antioxydants qui peuvent aider à protéger les cellules contre les dommages causés par les radicaux libres. Les fibres dans les pommes peuvent aider à réguler la digestion, à réduire le taux de cholestérol sanguin et à prévenir les maladies cardiovasculaires. Les pommes contiennent également de la quercétine, un composé qui peut aider à réduire l'inflammation dans le corps. Toutefois, il est important de noter que la plupart des nutriments dans la pomme se trouvent dans la peau, donc il est préférable de la consommer avec la peau.

Prune

Les prunes sont des fruits sucrés et
juteux riches en nutriments.

Voici les valeurs nutritionnelles pour 100 grammes de
prune crue :

Calories : 46
Glucides : 11,4 g
Fibres : 1,4 g
Protéines : 0,7 g
Lipides : 0,2 g
Vitamine C : 9%
Vitamine K : 5%
Potassium : 4%

Les prunes sont également riches en antioxydants, en
particulier les polyphénols, qui peuvent aider à protéger
les cellules contre les dommages causés par les radicaux
libres.

Les fibres dans les prunes peuvent aider à réguler la
digestion et à réduire le taux de cholestérol sanguin.

Les prunes sont également riches en vitamine C, qui peut
aider à renforcer le système immunitaire et en vitamine K,
qui est importante pour la coagulation sanguine et la
santé des os.

Les prunes contiennent également des composés
phénoliques tels que l'acide chlorogénique, qui peuvent
aider à réguler la glycémie.

Pulasan

Le pulasan est un fruit exotique
originaire d'Asie du Sud-Est.

Voici les valeurs nutritionnelles pour 100 grammes de
pulasan :

Calories : 97
Glucides : 24,6 g
Fibres : 0,5 g
Protéines : 1 g
Lipides : 0,2 g
Vitamine C : 33%

Le pulasan est riche en vitamine C, qui peut aider à
renforcer le système immunitaire et à favoriser la santé de
la peau. Il contient également des antioxydants qui
peuvent aider à protéger les cellules contre les dommages
causés par les radicaux libres.
Cependant, il est important de noter que le pulasan est
également relativement riche en sucre, avec près de 25 g
de glucides pour 100 g, ce qui peut être une considération
importante pour les personnes qui cherchent à limiter
leur consommation de sucre.
En général, le pulasan est un fruit sain et nutritif, mais il est
important de le consommer avec modération dans le
cadre d'une alimentation équilibrée.

Pummelo

Le pummelo, également appelé pomelo ou shaddock, est un agrume qui est riche en nutriments.

Voici les valeurs nutritionnelles pour 100 grammes de pummelo :
Calories : 38 kcal
Glucides : 9,6 g
Fibres : 1,4 g
Protéines : 0,8 g
Lipides : 0,1 g (dont acides gras saturés : 0 g, acides gras mono-insaturés : 0 g, acides gras polyinsaturés : 0,1 g)
Vitamine C : 61,3 mg
Vitamine B1 : 0,05 mg
Vitamine B2 : 0,02 mg
Vitamine B3 : 0,2 mg
Vitamine B6 : 0,06 mg
Fer : 0,1 mg
Magnésium : 6 mg
Potassium : 216 mg
Calcium : 22 mg
Le pummelo est faible en calories et en graisses, et est également une excellente source de vitamine C, qui peut aider à renforcer le système immunitaire et à protéger les cellules contre les dommages causés par les radicaux libres. Il contient également des vitamines B et des minéraux tels que le potassium et le calcium, qui sont importants pour une bonne santé. Le pummelo peut être consommé tel quel, en jus ou en salade de fruits.

Quenette

La quenette, également appelée mamoncillo, est un fruit tropical qui est riche en nutriments.

Voici les valeurs nutritionnelles pour 100 grammes de quenette :

Calories : 71 kcal
Glucides : 18,5 g
Fibres : 1,8 g
Protéines : 0,9 g
Lipides : 0,2 g (dont acides gras saturés : 0 g, acides gras mono-insaturés : 0 g, acides gras polyinsaturés : 0,1 g)
Vitamine C : 13,5 mg
Vitamine B1 : 0,03 mg
Vitamine B2 : 0,04 mg
Vitamine B3 : 0,3 mg
Vitamine B6 : 0,1 mg
Calcium : 25 mg
Phosphore : 18 mg
Fer : 1,1 mg
Potassium : 83 mg

La quenette est faible en calories et en graisses, et est également une bonne source de fibres alimentaires, de vitamines B et de minéraux tels que le calcium, le phosphore et le fer. Elle contient également de la vitamine C, qui peut aider à renforcer le système immunitaire et à protéger les cellules contre les dommages causés par les radicaux libres. La quenette est généralement consommée fraîche, comme collation ou en dessert.

Quetsche

La quetsche est une variété de prune
souvent utilisée pour faire des confitures
et des tartes.

 les valeurs nutritionnelles pour 100 grammes de
quetsches fraîches :

Calories : 46 kcal
Glucides : 11,5 g
Fibres : 1,4 g
Protéines : 0,7 g
Lipides : 0,3 g (dont acides gras saturés : 0 g, acides gras
mono-insaturés : 0,1 g, acides gras polyinsaturés : 0,1 g)
Vitamine C : 9,5 mg
Vitamine K : 59 µg
Potassium : 157 mg
Magnésium : 11 mg
Phosphore : 16 mg
Calcium : 6 mg
Fer : 0,2 mg

La quetsche est faible en calories et en graisses, et est
également une bonne source de fibres alimentaires, de
vitamine C et de vitamine K. Elle contient également des
minéraux tels que le potassium, le magnésium,
le phosphore et le calcium.
La quetsche est souvent utilisée dans des recettes de
desserts, mais peut également être consommée crue
comme collation.

Raisin

Le raisin est un fruit qui est généralement consommé frais, mais aussi sous
forme de raisins secs ou de jus de raisin.

Voici les valeurs nutritionnelles pour 100 grammes de
raisins rouges :

Calories : 69 kcal
Glucides : 18,1 g
Fibres : 0,9 g
Protéines : 0,7 g
Lipides : 0,2 g (dont acides gras saturés : 0 g, acides gras
mono-insaturés : 0,1 g, acides gras polyinsaturés : 0,1 g)
Vitamine C : 3,2 mg
Vitamine K : 14,6 µg
Potassium : 191 mg
Magnésium : 7 mg
Phosphore : 20 mg
Calcium : 10 mg
Fer : 0,4 mg
Le raisin est principalement composé de glucides,
principalement sous forme de sucres simples tels que le
fructose et le glucose. Il est également une bonne source
de potassium, un minéral important pour la santé
cardiaque, ainsi que de vitamine K, qui est importante
pour la santé des os et du sang. Le raisin contient
également des antioxydants tels que des flavonoïdes et
des acides phénoliques, qui peuvent aider à protéger les
cellules contre les dommages oxydatifs.

Ramboutan

Le ramboutan est un fruit exotique originaire d'Asie du Sud-Est.

Voici les valeurs nutritionnelles pour 100 grammes de
pulpe de ramboutan :

Calories : 82 kcal
Glucides : 20,9 g
Fibres : 2,8 g
Protéines : 0,9 g
Lipides : 0,2 g (dont acides gras saturés : 0,1 g, acides gras
mono-insaturés : 0 g, acides gras polyinsaturés : 0,1 g)
Vitamine C : 36,4 mg
Vitamine B2 : 0,02 mg
Potassium : 42 mg
Calcium : 22 mg
Fer : 0,3 mg
Le ramboutan est principalement composé de glucides et
de fibres, ce qui en fait un fruit énergétique et rassasiant.
Il est également riche en vitamine C, qui est importante
pour la santé du système immunitaire et la santé de la
peau, ainsi qu'en vitamine B2, qui est importante pour la
production d'énergie et la santé des yeux. Le ramboutan
contient également des minéraux tels que le potassium,
le calcium et le fer, qui sont importants pour divers
processus dans le corps. Enfin, le ramboutan contient des
antioxydants tels que des flavonoïdes et des acides
phénoliques, qui peuvent aider à protéger les cellules
contre les dommages oxydatifs.

Sapodille

La sapodille, également appelée sapo-
tille, est un fruit exotique qui pousse
dans les régions tropicales.

Voici les valeurs nutritionnelles pour 100 grammes de
pulpe de sapodille :
Calories : 83 kcal
Glucides : 19,97 g
Fibres : 5,3 g
Protéines : 0,44 g
Lipides : 1,1 g (dont acides gras saturés : 0,29 g, acides
gras mono-insaturés : 0,16 g, acides gras polyinsaturés :
0,50 g)
Vitamine C : 14,7 mg
Vitamine B6 : 0,1 mg
Potassium : 193 mg
Magnésium : 12 mg
Calcium : 21 mg
Fer : 0,26 mg
La sapodille est une bonne source de fibres alimentaires,
de potassium et de vitamine C. Les fibres peuvent aider à
favoriser la digestion et la santé intestinale, tandis que le
potassium est important pour la santé cardiovasculaire et
la régulation de la pression artérielle. La vitamine C est un
antioxydant important qui peut aider à renforcer le
système immunitaire et à protéger les cellules contre les
dommages oxydatifs. La sapodille contient également des
acides gras mono-insaturés, tels que l'acide oléique, qui
peuvent aider à réduire le risque de maladies
cardiovasculaires.

Sapote

Il existe plusieurs variétés de sapote, qui
sont des fruits exotiques de la famille
des Rutacées ou des Sapotacées.

Voici les valeurs nutritionnelles pour 100 grammes de
pulpe de sapote mamey :
Calories : 127 kcal
Glucides : 31,8 g
Fibres : 9,2 g
Protéines : 1,5 g
Lipides : 1,1 g (dont acides gras saturés : 0,3 g, acides gras
mono-insaturés : 0,3 g, acides gras polyinsaturés : 0,2 g)
Vitamine C : 12,4 mg
Vitamine A : 90 IU
Potassium : 357 mg
Magnésium : 18 mg
Calcium : 26 mg
Fer : 0,4 mg
La sapote mamey est une bonne source de fibres
alimentaires, de potassium et de vitamine C.
Les fibres peuvent aider à favoriser la digestion et la santé
intestinale, tandis que le potassium est important pour la
santé cardiovasculaire et la régulation de la pression
artérielle. La vitamine C est un antioxydant important qui
peut aider à renforcer le système immunitaire et à
protéger les cellules contre les dommages oxydatifs.
La sapote mamey contient également des acides gras
mono-insaturés, tels que l'acide oléique, qui peuvent
aider à réduire le risque de maladies cardiovasculaires.

Viandes

Antilope

Les valeurs nutritionnelles de l'antilope peuvent varier en fonction de l'espèce et de la partie de la viande consommée.

Voici cependant des valeurs moyennes pour 100 grammes de viande d'antilope :

Calories : 109 kcal
Protéines : 21,5 g
Lipides : 2,1 g
Glucides : 0 g
Fibres alimentaires : 0 g
Cholestérol : 61 mg
Sodium : 52 mg
Potassium : 305 mg
Fer : 2,6 mg
Zinc : 3,5 mg
Vitamine B12 : 0,5 µg
Vitamine B6 : 0,2 mg
Vitamine B3 (niacine) : 4,9 mg
Vitamine B2 (riboflavine) : 0,2 mg
Vitamine B1 (thiamine) : 0,1 mg
Vitamine E : 0,2 mg
Il est important de noter que ces valeurs sont données à titre indicatif et peuvent varier en fonction de la préparation de la viande d'antilope et de son alimentation.

Côté bienfaits pour le corps humain, la viande d'antilope est considérée comme une viande maigre, riche en protéines et faible en gras saturés. Elle est également riche en fer, un nutriment essentiel pour la formation des globules rouges et le transport de l'oxygène dans le corps. Le zinc présent dans la viande d'antilope peut également contribuer à renforcer le système immunitaire, ainsi que la santé de la peau et des cheveux. Cependant,
 il est important de noter que la consommation de viande d'antilope doit être faite avec modération et dans le cadre d'une alimentation équilibrée, car la consommation excessive de viande peut être associée à un risque accru de maladies cardiovasculaires et d'autres problèmes de santé.

Autruche

L'autruche est une viande riche en nutriments et en protéines.

Voici les valeurs nutritionnelles moyennes pour 100 g d'autruche cuite sans matières grasses ajoutées :

Calories : 135 kcal
Protéines : 28,3 g
Lipides : 2,4 g
Glucides : 0 g
Fibres : 0 g
Sodium : 67 mg
Les avantages pour la santé de la consommation de viande d'autruche incluent sa teneur en protéines de haute qualité et en acides aminés essentiels, sa faible teneur en gras saturés, sa richesse en fer, zinc et vitamines du groupe B.

Cependant, il est important de noter que la consommation excessive de viande d'autruche ou de toute viande rouge peut augmenter le risque de maladies cardiovasculaires et de cancer colorectal.
Par conséquent, il est recommandé de consommer de manière modérée et équilibrée, en combinaison avec d'autres aliments riches en nutriments.

Bœuf

Le bœuf est une viande rouge très
populaire dans le monde entier.

Voici les valeurs nutritionnelles moyennes pour 100g de
viande de bœuf cuite :

Calories : 250 kcal
Protéines : 26g
Lipides : 17g
Glucides : 0g
Fibres : 0g
Sucre : 0g
Cholestérol : 85mg
Fer : 2.5mg
Zinc : 5.2mg

Le bœuf est une excellente source de protéines, de fer et
de zinc, ainsi que d'autres nutriments tels que la vitamine
B12, la niacine et le sélénium.
Cependant, il est également riche en graisses saturées et
en cholestérol, il est donc important de limiter sa
consommation pour maintenir une alimentation
équilibrée.

Bison

Le bison est une viande rouge maigre
et nutritive.

Voici les valeurs nutritionnelles moyennes pour 100g de
viande de bison cuite :

Calories : 143 kcal
Protéines : 28g
Lipides : 3.2g
Glucides : 0g
Fibres : 0g
Sucre : 0g
Cholestérol : 82mg
Fer : 3.42mg
Zinc : 4.25mg

Le bison est une excellente source de protéines, de fer et
de zinc, ainsi que d'autres nutriments essentiels.
Il est également plus maigre que le bœuf, ce qui en fait un
bon choix pour ceux qui cherchent à consommer moins
de graisses saturées. Cependant, il est important de noter
que les valeurs nutritionnelles peuvent varier en fonction
de la coupe de viande et de la manière dont elle est
préparée.

Canard

La viande de canard est riche en protéines et contient également des vitamines et des minéraux importants pour la santé.

Calories : 239
Protéines : 27,4 g
Lipides : 15,3 g
Glucides : 0 g
Fibres alimentaires : 0 g
Cholestérol : 87 mg
Sodium : 64 mg
Potassium : 284 mg
Vitamine B6 : 0,5 mg
Vitamine B12 : 1,5 µg
Fer : 1,5 mg
Zinc : 2,7 mg

Il convient de noter que les valeurs nutritionnelles peuvent varier selon la partie du canard consommée (cuisse, filet, foie, etc.) et selon la méthode de cuisson utilisée.

Cerf

La viande de cerf est une source de protéines maigres et est également riche en nutriments importants pour la santé.

Voici les valeurs nutritionnelles pour 100 grammes de viande de cerf cuite sans ajouter de matières grasses :

Calories : 143
Protéines : 26,2 g
Lipides : 3 g
Glucides : 0 g
Fibres alimentaires : 0 g
Cholestérol : 89 mg
Sodium : 63 mg
Potassium : 354 mg
Fer : 3,4 mg
Zinc : 4,1 mg
Vitamine B6 : 0,3 mg
Vitamine B12 : 2,3 µg

La viande de cerf est une source importante de protéines, qui sont essentielles pour la croissance et la réparation des tissus du corps.

La viande de cerf est une bonne source de fer, un minéral essentiel pour la formation des globules rouges et le transport de l'oxygène dans le corps.

La viande de cerf contient également du zinc, qui est important pour le système immunitaire, la cicatrisation des plaies et la croissance et le développement normaux.

La viande de cerf est une source de protéines maigres, ce qui signifie qu'elle contient peu de gras saturés. Les graisses saturées peuvent augmenter le taux de c holestérol sanguin et augmenter le risque de maladies cardiaques. La viande de cerf peut donc être une alternative saine aux viandes plus grasses.

Cheval

La viande de cheval est une source de
protéines maigres et contient
également des nutriments importants
pour la santé.

Voici les valeurs nutritionnelles pour 100 grammes de
viande de cerf cuite sans ajouter de matières grasses :

Calories : 130 kcal
Protéines : 21 g
Graisses : 5 g
Glucides : 0 g
Cholestérol : 62 mg
Fer : 3,3 mg
Zinc : 4,4 mg
Vitamine B12 : 1,7 µg

Il est important de noter que la teneur en graisses de la
viande de cheval dépend également de la partie de
l'animal consommée.
Par exemple, le filet de cheval est une coupe maigre,
tandis que le steak de cheval peut contenir plus de gras.
En général, la viande de cheval est considérée comme une
option relativement maigre en comparaison à d'autres
viandes rouges.

Chèvre

La viande de chèvre est une excellente source de protéines, de vitamines et de minéraux. Les valeurs nutritionnelles peuvent varier selon l'âge et l'alimentation de l'animal, ainsi que selon la partie de la viande consommée et la méthode de préparation.

Voici une estimation approximative des valeurs nutritionnelles pour 100 grammes de viande de chèvre crue :

Calories : 143 kcal
Protéines : 25,6 g
Graisses : 3,1 g
Glucides : 0 g
Cholestérol : 63 mg
Fer : 3,7 mg
Zinc : 3,1 mg
Vitamine B12 : 1,8 µg

La viande de chèvre est également riche en acides gras oméga-3 et oméga-6, ainsi qu'en vitamines B et en minéraux tels que le sélénium et le phosphore.
En comparaison avec d'autres viandes rouges, la viande de chèvre est souvent considérée comme une option plus maigre, avec moins de graisses saturées.
Cependant, il est important de noter que la teneur en graisses peut varier selon la partie de l'animal consommée et la méthode de préparation.

Lapin

La viande de lapin est une source de protéines maigres et de nombreux nutriments essentiels, y compris des vitamines et des minéraux. Les valeurs nutritionnelles peuvent varier en fonction de l'âge de l'animal, de son régime alimentaire, de la partie de l'animal consommée et de la méthode de cuisson.

Voici une estimation approximative des valeurs nutritionnelles pour 100 grammes de viande de lapin crue :

Calories : 147 kcal
Protéines : 21 g
Graisses : 6 g
Glucides : 0 g
Cholestérol : 82 mg
Fer : 1,4 mg
Zinc : 1,3 mg
Vitamine B12 : 1,3 µg
La viande de lapin est également riche en niacine, en phosphore et en sélénium. De plus, comme elle est considérée comme une viande maigre, elle est souvent recommandée pour les personnes cherchant à réduire leur consommation de graisses saturées. Cependant, il est important de noter que la teneur en graisses de la viande de lapin peut varier selon la partie de l'animal consommée et la méthode de cuisson utilisée.

Lièvre

La viande de lièvre est une viande maigre, riche en protéines, et contient de nombreux nutriments essentiels, y compris des vitamines et des minéraux. Les valeurs nutritionnelles peuvent varier en fonction de l'âge de l'animal, de son régime alimentaire, de la partie de l'animal consommée et de la méthode de cuisson.

Voici une estimation approximative des valeurs nutritionnelles pour 100 grammes de viande de lièvre crue :

Calories : 144 kcal
Protéines : 22 g
Graisses : 6 g
Glucides : 0 g
Cholestérol : 62 mg
Fer : 1,8 mg
Zinc : 1,6 mg
Vitamine B12 : 1,5 µg

La viande de lièvre est également riche en niacine, en phosphore et en sélénium. En comparaison avec d'autres viandes, la viande de lièvre a une teneur en graisses plus faible. Cependant, il est important de noter que la teneur en graisses peut varier selon la partie de l'animal consommée et la méthode de cuisson utilisée.

Mouton

La viande de mouton est une excellente
source de protéines, de vitamines et de
minéraux, mais elle est également riche
en graisses saturées.
Les valeurs nutritionnelles peuvent varier
selon l'âge de l'animal, son régime
alimentaire, la partie de l'animal
consommée et la méthode de
préparation.
Voici une estimation approximative des valeurs
nutritionnelles pour 100 grammes de viande de mouton
crue :
Calories : 282 kcal
Protéines : 25,6 g
Graisses : 20,3 g
Glucides : 0 g
Cholestérol : 86 mg
Fer : 1,6 mg
Zinc : 3,1 mg
Vitamine B12 : 2,5 µg
La viande de mouton est également riche en vitamines B
et en minéraux tels que le sélénium et le phosphore.
Cependant, en raison de sa teneur élevée en graisses
saturées, il est recommandé de limiter la consommation
de viande de mouton et de privilégier des options plus
maigres, telles que le poulet ou la dinde. Il est également
important de noter que la teneur en graisses peut varier
selon la partie de l'animal consommée et la méthode de
préparation.

Oie

La viande d'oie est riche en protéines et en graisses, ainsi qu'en vitamines et en minéraux. Les valeurs nutritionnelles peuvent varier selon l'âge de l'animal, son régime alimentaire, la partie de l'animal consommée et la méthode de préparation.

Voici une estimation approximative des valeurs nutritionnelles pour 100 grammes de viande d'oie crue :

Calories : 305 kcal
Protéines : 14,7 g
Graisses : 26,6 g
Glucides : 0 g
Cholestérol : 96 mg
Fer : 2,2 mg
Zinc : 1,2 mg
Vitamine B12 : 0,8 µg
La viande d'oie est également riche en vitamine B et en minéraux tels que le sélénium et le phosphore.

Cependant, en raison de sa teneur élevée en graisses saturées, il est recommandé de limiter la consommation de viande d'oie et de privilégier des options plus maigres, telles que le poulet ou la dinde.

Il est également important de noter que la teneur en graisses peut varier selon la partie de l'animal consommée et la méthode de préparation.

Poulet

La viande de poulet est une excellente source de protéines, de vitamines et de minéraux. Les valeurs nutritionnelles peuvent varier selon la partie de l'animal consommée, la méthode de préparation et si la peau est retirée ou non.

Voici une estimation approximative des valeurs nutritionnelles pour 100 grammes de viande de poulet cuite sans peau :

Calories : 165 kcal
Protéines : 31 g
Graisses : 3,6 g
Glucides : 0 g
Cholestérol : 85 mg
Fer : 0,9 mg
Zinc : 0,7 mg
Vitamine B12 : 0,3 µg

La viande de poulet est également une source importante de niacine, de phosphore et de sélénium. En comparaison avec d'autres viandes, la viande de poulet a une teneur en graisses plus faible. Cependant, la teneur en graisses peut varier selon la partie de l'animal consommée et si la peau est retirée ou non. La viande de poulet est souvent recommandée comme une option de viande maigre pour les personnes soucieuses de leur santé.

Taureau

La viande de taureau est une excellente source de protéines, de vitamines et de minéraux, mais elle est également riche en graisses saturées. Les valeurs nutritionnelles peuvent varier selon l'âge de l'animal, son régime alimentaire, la partie de l'animal consommée et la méthode de préparation.

Voici une estimation approximative des valeurs nutritionnelles pour 100 grammes de viande de taureau crue :

Calories : 147 kcal
Protéines : 26,8 g
Graisses : 3,7 g
Glucides : 0 g
Cholestérol : 67 mg
Fer : 3,1 mg
Zinc : 4,1 mg
Vitamine B12 : 2,2 µg

La viande de taureau est également riche en vitamines B et en minéraux tels que le sélénium et le phosphore. Cependant, en raison de sa teneur élevée en graisses saturées, il est recommandé de limiter la consommation de viande de taureau et de privilégier des options plus maigres, telles que le poulet ou la dinde. Il est également important de noter que la teneur en graisses peut varier selon la partie de l'animal consommée et la méthode de préparation.

Oeuf

Les œufs sont un aliment très nutritif et constituent une excellente source de protéines de haute qualité, de vitamines et de minéraux.

Voici les valeurs nutritionnelles pour un œuf moyen (environ 50 grammes) :
Calories : 78 kcal
Protéines : 6,5 g
Graisses : 5,3 g
Glucides : 0,6 g
Cholestérol : 186 mg
Vitamine D : 1,6 µg
Vitamine B12 : 0,6 µg
Vitamine A : 75 µg
Fer : 0,9 mg
Les œufs sont également une source de choline, un nutriment important pour la santé du cerveau et du système nerveux. Les jaunes d'œufs contiennent également des antioxydants importants tels que la lutéine et la zéaxanthine, qui peuvent aider à prévenir les maladies oculaires liées à l'âge.
Cependant, il est important de noter que les œufs sont également riches en cholestérol, ce qui peut être préoccupant pour certaines personnes ayant des antécédents de maladies cardiovasculaires. Il est recommandé de limiter la consommation de jaunes d'œufs pour les personnes à risque et de choisir des options plus légères telles que les blancs d'œufs pour limiter l'apport en graisses saturées.

Fromage

Les valeurs nutritionnelles du fromage varient considérablement en fonction du type de fromage, du mode de fabrication, de la teneur en matières grasses et de la quantité de sel utilisée dans la production. Cependant, en général, le fromage est une bonne source de protéines, de calcium et d'autres nutriments essentiels.

 Voici les valeurs nutritionnelles pour 100 grammes de fromage :

Calories : 402 kcal
Protéines : 25 g
Graisses : 33 g
Glucides : 1,3 g
Calcium : 721 mg
Vitamine A : 951 IU
Sodium : 621 mg
Cependant, en raison de leur teneur en graisses saturées et en sodium, il est important de consommer du fromage avec modération, en particulier pour les personnes ayant des antécédents de maladies cardiovasculaires ou d'hypertension artérielle. Les options de fromage allégé peuvent également être une alternative plus saine pour réduire l'apport en graisses et en calories.

Poisson

Les poissons sont une excellente source de protéines de haute qualité, de vitamines et de minéraux. Les valeurs nutritionnelles du poisson peuvent varier en fonction de l'espèce de poisson, mais en général, les poissons gras sont riches en acides gras oméga-3, tandis que les poissons blancs sont plus faibles en gras total et en acides gras oméga-3.

Voici les valeurs nutritionnelles pour 100 grammes de saumon grillé :

Calories : 206 kcal
Protéines : 25 g
Graisses : 11 g
Acides gras oméga-3 : 2,3 g
Vitamine D : 14,2 µg
Vitamine B12 : 3,2 µg
Sélénium : 32,8 µg
Les acides gras oméga-3 présents dans les poissons peuvent aider à réduire l'inflammation, à prévenir les maladies cardiovasculaires et à améliorer la fonction cérébrale. Les poissons sont également une source importante de vitamine D, qui est essentielle pour la santé des os, ainsi que de vitamine B12 et de sélénium, qui sont nécessaires pour la santé du système nerveux et la fonction immunitaire.

Il est recommandé de consommer au moins deux
portions de poisson par semaine pour obtenir
les avantages pour la santé associés à la consommation
de poisson. Cependant, il est important de prendre en
compte les préoccupations liées à la teneur en mercure de
certains poissons, en particulier pour les femmes
enceintes et les jeunes enfants.
Il est donc recommandé de limiter la consommation de
poissons contenant des niveaux élevés de mercure tels
que le thon blanc et le requin.

Voici quelques conseils nutritionnels pour avoir une bonne santé :

Manger une variété d'aliments : inclure une variété d'aliments dans votre alimentation pour vous assurer de consommer suffisamment de nutriments essentiels pour votre corps.

Consommer des fruits et légumes : les fruits et légumes sont riches en vitamines, minéraux, fibres et antioxydants qui aident à prévenir les maladies.

Limiter la consommation de gras saturés et de gras trans : les gras saturés et trans peuvent augmenter le taux de cholestérol et le risque de maladies cardiovasculaires. Il est recommandé de limiter la consommation d'aliments tels que les viandes grasses, les produits laitiers riches en matières grasses, les aliments frits et les aliments transformés.

Choisir des sources de protéines maigres : inclure des sources de protéines maigres dans votre alimentation, telles que les viandes maigres, les poissons, les noix et les légumineuses.

Consommer des graisses insaturées : inclure des graisses insaturées dans votre alimentation, telles que les huiles végétales, les noix et les avocats.

Limiter la consommation de sel : consommer trop de sel peut augmenter la pression artérielle et augmenter le risque de maladies cardiovasculaires.

Boire suffisamment d'eau : boire suffisamment d'eau chaque jour aide à maintenir une bonne hydratation et aide à réguler les fonctions corporelles.

Limiter la consommation d'alcool : la consommation excessive d'alcool peut augmenter le risque de maladies cardiovasculaires, de cancer et d'autres problèmes de santé.

Éviter les aliments transformés : les aliments transformés contiennent souvent des quantités élevées de sel, de sucre et de gras, ainsi que des additifs alimentaires qui peuvent être nocifs pour la santé.

Éviter les régimes extrêmes : éviter les régimes extrêmes qui éliminent complètement des groupes alimentaires ou qui promettent une perte de poids rapide et non durable. Il est important de maintenir une alimentation saine et équilibrée sur le long terme.

FIN

9 798391 757078